U1068520

高等院校医学实验教学系列教材

流行病学实习指导

主　编　倪进东
副主编　孔丹莉　黄志刚　齐亚莉
编　者　(按姓氏笔画为序)
王效军(广东医学院)　孔丹莉(广东医学院)
孙桂香(徐州医学院)　齐亚莉(北华大学)
李　岩(北华大学)　胡志红(北华大学)
倪进东(广东医学院)　黄志刚(广东医学院)
梁海荣(广东医学院)
秘　书　楼君芳(广东医学院)
刘　敏(广东医学院)

科学出版社
北　京

· 版权所有　侵权必究 ·
举报电话：010-64030229；010-64034315；13501151303（打假办）

内 容 简 介

本实习指导编写以突出“三基”为主，注重学生独立思考和实践操作技能培养，书中除编排辅助流行病学基础理论、基本原理学习的基础练习外，还根据目前预防医学专业实践工作需要，在每个章节都安排以实践工作为基础编写的流行病学研究（操作）实例为课题进行讨论分析，让学生掌握流行病学的思维方式，体会所学流行病学理论方法在实践中的应用。全书共15个实习，包括疾病频率测量、疾病的分布、描述性研究、队列研究、病例对照研究、实验流行病学研究、偏倚及其控制、病因与因果推断、筛检试验评价、疾病监测、慢性非传染性疾病预防控制、突发公共卫生事件调查、消毒技术与效果评价、分子流行病学应用、预防接种与免疫规划。

本书主要供预防医学类专业学生使用。

图书在版编目（CIP）数据

流行病学实习指导 / 倪进东主编. —北京：科学出版社，2011. 1

ISBN 978-7-03-028630-7

Ⅰ. 流…　Ⅱ. 倪…　Ⅲ. 流行病学-实习-医学院校-教材　Ⅳ. R18

中国版本图书馆 CIP 数据核字（2010）第 158648 号

责任编辑：胡治国 / 责任校对：张怡君
责任印制：霍　兵 / 封面设计：陈　敬

版权所有，违者必究。未经本社许可，数字图书馆不得使用

科学出版社　出版
北京东黄城根北街 16 号
邮政编码：100717
http://www.sciencep.com
北京天宇星印刷厂印刷
科学出版社发行　各地新华书店经销
*
2011 年 1 月第　一　版　　开本：787×1092　1/16
2025 年 7 月第十次印刷　　印张：6 3/4
字数：172 000

定价：29.80 元

（如有印装质量问题，我社负责调换）

丛书编写指导委员会

主　任　丁元林
副主任　施建明
委　员　刘　仿　唐湘涓　吴　斌　李果明　黄培春
　　　　苏汝好　唐焕文　贾振斌　庄海旗
总策划　刘　仿
秘　书　徐美奕　林华胜　余海波

总　序

随着21世纪经济与社会的发展,科学技术既向纵深发展、不断分化,又互相渗透、不断融合;同时,新兴学科与边缘学科的兴起、新技术的应用、信息量的剧增,对医学的发展产生了重大而深远的影响,这些必将促进医学教育的全面改革。实验教学作为高等教育的重要组成部分,是学生实践能力和创新能力培养的重要途径,其重要性已受到越来越广泛的关注。

目前,传统实验教学模式仍占主导地位,存在不少弊端和不足:以学科为基础构建的课程体系,忽略了生命科学的整体性、系统性;学科体系繁多,相互孤立,学科间联系不够;实验室分散,功能单一,设备重复购置,资源浪费,效率低下,调配困难;实验教学内容陈旧,手段落后,方式老化,实验内容以验证理论为主,缺少现代医学实验内容;医学生学习的积极性、主动性不强。这些明显滞后于现代医学的发展,影响教学质量,不利于大学生创新意识和实践能力的培养,难以培养出高素质、创新型的医学人才。如何改革传统的实验教学模式,培养具有创新精神、知识面广、动手能力强的新型医学人才,已成为当务之急。教育部、卫生部《关于加强医学教育工作,提高医学教育质量的若干意见》(教高〔2009〕4号)明确提出"高等学校要积极创新医学实践教学体系,加强实践能力培养平台的建设。积极推进实验内容和实验模式的改革,提高学生分析问题和解决问题的能力",进一步明确了医学实验教学的重要性和改革的必要性。根据教育部精神,要对传统医学实验教学模式进行改革,最大限度地整合有限资源,优化重组教学实验室,依托相关学科优势,与学科建设相结合,构建开放共享的实验教学中心,力求突出和贯彻执行教育部提出的"三基"、"五性"和注重实用性的要求,以培养学生的探索精神、科学思维、实践能力和创新能力。构建新型的医学实验教学体系,要求我们从根本上改变实验教学依附于理论教学的观念,理论教学与实验教学要统筹协调,既有机结合又相对独立,建立起以能力培养为主线,分层次、多模块、相互衔接的实验教学体系。

以教学内容和课程体系改革为核心、培养高素质、创新型人才为目标,科学整合实验教学内容,打破既往学科框架,按新构建的科学体系,编写适合创新性实验教学体系的配套实验教材已显非常迫切。在科学出版社的大力支持下,丛书编委会以广东医学院为主体,协同重庆医科大学、中山大学等全国33所高等医药院校相关专业的167名专家、教授共同编写了这套实验教学系列教材。全系列教材共26本,分别是《医学物理学实验》、《医用基础化学实验》《医用有机化学实验》《系统解剖学实验》《医学机能学实验教程》《病原生物学与医学免疫学实验》《生物化学与分子生物学实验指导》《病理学实习指南》《计算机应用基础上机与学习指导》《预防医学实习指导》《卫生统计学实习指导》《流行病学实习指导》《临床营养学实习指导》《营养与食品卫生学实习指导》《毒理学基础实验指导》《环境卫生与职业卫生学实习指导》《健康评估实验指导》《护理学基础实验指导》《内科护理学实验指导》《外科护理学实验指导》《妇产科护理学实验指导》《儿科护理学实验指导》《药理学实验教程》《药学实验指导》《临床免疫学检验实验》《核医学实验教程》。

本系列实验教学规划教材是按照教育部国家级实验教学示范中心的要求组织策划,根据专业培养要求,结合专家们多年实验教学经验,并在调研当前高校医药实验室建设的实际情况基础上编写而成,充分体现了各学科优势和专业特色,突出创新性。同时借鉴国外同类实验教材的编写模式,力求做到体系创新、理念创新。全套教材贯彻了先进的教育理念和教学指导思想,把握了各学科的总体框架和发展趋势,坚持了理论与实验结合、基础与临床结合、经典与现代结合、教学与科研结合,注重对学生探索精神、科学思维、实践能力的培养,我们深信这套教材必将成为精品。

本系列实验规划教材编写对象以本科、专科临床医学专业为主,兼顾预防、基础、口腔、麻醉、影像、药学、中药学、检验、护理、法医、心理、生物医学工程、卫生管理、医学信息等专业需求,涵盖全部医学生的医学实验教学。各层次学生可按照本专业培养特点和要求,通过对不同板块的必选实验项目和自选实验项目相结合选修实验课程学分。

由于医学实验教学模式尚存在地区和校际间的差异,加上我们的认识深度和编写水平有限,本系列教材在编写过程中难免存在偏颇之处,敬请广大医学教育专家谅解,欢迎同行们提出宝贵意见。

丛书编写指导委员会

2010 年 6 月

前　言

按照国家级实验教学示范中心的建设要求，建立与理论教学相结合、以能力培养为核心的分层次的实验教学体系，致力于培养实践能力和创新精神强的创新型医学人才，我们编写了整合性实验教材。

本书主要读者对象是预防医学专业本科生。在教材编写过程中，严格遵循“三基”（基础理论、基本知识、基本技能）和“五性”（思想性、科学性、先进性、启发性、适用性）总原则，同时兼顾到预防医学专业学生以基层疾病预防控制、卫生监督、社区卫生机构等为主要就业单位的特点，在不改变现有教学体制的情况下，参照预防医学执业医师资格考试大纲要求，结合文献检索，以近年来疾病预防控制、卫生监督、社区卫生工作等领域常见疾病、事件等实践活动中常见案例为基础和载体，编写本实习教材内容。通过实习课程中对相关理论要点介绍，引导学生参与卫生案例讨论，启发学生思维，认识和体会所学理论知识与实践工作的结合点。另外，本书突出了流行病学作为一门方法学的特征，将流行病学在食品卫生、职业卫生等领域的应用案例编写进相关章节内容，增强了教材的实用性。

本书在编写过程中，经过各位主编、副主编和编委的认真审阅和把关，但由于编者水平有限及时间比较仓促，难免有不妥或错误之处，敬请广大读者多提出宝贵意见，在此表示诚挚的感谢！

倪进东

2010年5月30日

目　　录

实习 1　疾病频率测量

【实习目的】

掌握疾病频率常用测量指标的概念、计算及其应用。

【实习要点】

(1) 发病率、罹患率、续发率、患病率、死亡率、病死率的概念、计算及其应用。
(2) 感染率、标准化率的计算。
(3) 理解暴露人口及危险人口。

一、基 础 练 习

练习 1-1

图 1-1 表示在一个 10 000 人的群体中,2004~2007 年冠心病的发病及预后情况。

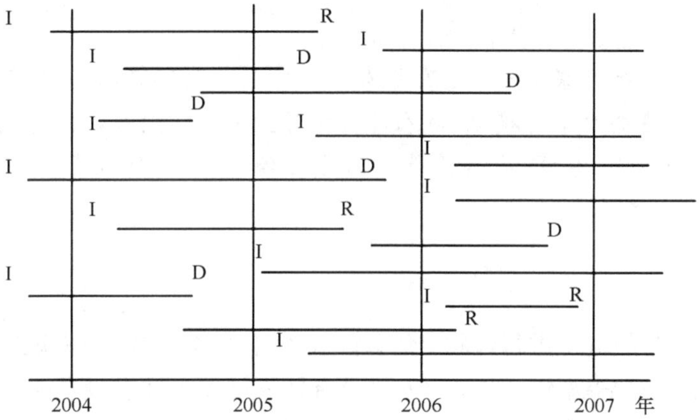

图 1-1　某人群中冠心病在 2004~2007 年间的发生及变化情况

I 为发病;R 为好转或治愈;D 为死亡;——病程

【思考题】

(1) 计算 2005 年该人群冠心病发病率、死亡(专)率和病死率。

(2) 计算 2005 年 1 月 1 日该人群冠心病的患病率;计算 2004 年 1 月 1 日至 2007 年 12 月 31 日三年间冠心病的患病率。

练习 1-2

在同一个社区间隔 12 个月进行两次调查。第一次调查时总人数是 5000 人,发现有 25 人为乙型肝炎病人,12 个月后再进行调查这 5000 人,发现有 35 人为乙型肝炎病人(包括第一次调查时的 25 人)。

【思考题】

(1) 第二次调查时的患病率?

(2) 这 12 个月内的发病率?

练习 1-3

2006 年末,某地一所 50 名员工的小学,在 10 天内有 22 位教职工突然发生肺炎,与教师接触密切的 165 名学生未发现病例。流行病学调查结果显示发病与集体分购甘蔗有关(购买或分购现场停留)(表 1-1)。

表 1-1 购买甘蔗或在分购现场停留与发病关系

是否购买	分购时是否在场	人数	病人数	罹患率(%)
是	是	30	18	
是	否	15	3	
否	是	1	1	
否	否	4	0	
合计		50	22	

【思考题】

在这四种情况下肺炎的罹患率及合计罹患率?

提示:流行病学调查结果显示,此暴发为一次暴露于共同致病因素所致。发病与接触病人无关,而与集体分购甘蔗时接触、吸入其所附霉尘有关。病人在恢复期血清 IgE 显著增高。甘蔗表面分离出以青霉菌、毛霉菌等真菌为优势的菌株,吸入霉尘可能是这次过敏性肺炎暴发的最主要原因。

练习 1-4

某工厂 10 000 名的员工进行体检,确诊有 1000 名员工为糖尿病病人。一年后再次体检,新确诊了 45 名糖尿病病人。假设此人群没有新人员加入并且没有因为其他疾病死亡的情况发生。

【思考题】

(1) 估计此人群中糖尿病病人的存在水平,用哪个指标表示?请计算出数据。

(2) 估计此人群中糖尿病新病例的发生情况,用哪个指标表示?请计算出数据。

(3) 估计此人群中糖尿病 5 年的累积发病危险。

(4) 估计此人群中糖尿病病人的生存年限(即病程)。

练习 1-5

已知某省某年甲、乙两县 20 岁及 20 岁以上各年龄别某病死亡专率和各年龄别人口数(表 1-2)。要客观地比较两地区死亡率的高低,由于两地年龄结构不同,应消除两地区年龄结构的差异,因此需对死亡率进行标化(调整)。

表 1-2　某年甲、乙两县各年龄别某病死亡专率

年龄组(岁)	甲　县			乙　县		
	人口数(千)	某病死亡数	死亡专率(1/千)	人口数(千)	某病死亡数	死亡专率(1/千)
20~	200	1000	5	400	2400	6
40~	400	4000	10	400	4800	12
60~	400	8000	20	200	5000	25
合计	1000	1300	13	1000	12 000	12.2

【思考题】

(1) 用直接法计算甲、乙两县标化死亡专率(以合并甲乙两县人口作为标准人口)。
(2) 比较标化死亡专率与粗死亡专率之间的差异。

二、实 践 案 例

案例 1-1　2004 年某疾病监测点情况的计算

2004 年某监测点为了查实该地主要疾病的发生、死亡及有关情况,进行了一次流行病学调查(表 1-3)。

【思考题】

(1) 试计算该疾病监测点 2004 年的恶性肿瘤发病率、患病率、死亡(专)率及病死率。
(2) 2004 年 1 月 1 日恶性肿瘤的时点患病率。
(3) 2004 年细菌性痢疾家庭内续发率与非家庭内续发率。
(4) 上述指标对防治有关疾病有何启示?

提示:发病率、患病率都是测量人群中疾病频率的指标,但实践意义与用途各不相同。根据各指标概念定义,结合本案例两指标在急性传染病、慢性非传染病中应用的不同进行理解。

表 1-3　2004 年某监测点某些疾病现况调查资料

项　目	人　数
2004 年 7 月 1 日该监测点人口数	91 098
同年 1 月 1 日该点人口数	89 769
同日记录的恶性肿瘤病例	59
当天新病例	2
2004 年恶性肿瘤新发病例	176
同年恶性肿瘤病人死亡人数	119
同年细菌性痢疾新发病例的接触人数	5562
家庭内接触者	1609
非家庭内接触者	3953
同年受检的接触者人数	374
家庭内接触者	102

续表

项目	人数
非家庭内接触者	272
家庭内接触者发病人数	31
非家庭内接触者发病人数	26

（孙桂香）

实习2　疾病的分布

【实习目的】

(1) 掌握疾病分布的概念、疾病三间分布的特点及疾病分布的综合描述方法。

(2) 熟悉影响疾病分布的因素。

【实习要点】

(1) 疾病在人群、时间和地区上的三间分布特点。

(2) 流行特征是判断和解释病因的根据,也是形成病因假设的重要来源,疾病的流行特征主要通过疾病在人群、时间和地区上的三间分布来体现。

一、基 础 练 习

练习 2-1

疾病季节性分布特征与疾病本身的特点、媒介昆虫数量、野生动物生活习性以及人们生活方式等有关。某地某年菌痢、乙脑、流脑发病的按月分布资料见表2-1。

表2-1　某地某年菌痢、乙脑、流脑发病按月分布病例数

病种	月份											
	1	2	3	4	5	6	7	8	9	10	11	12
菌痢	25	13	12	15	39	189	370	298	132	64	31	21
乙脑	0	0	0	0	0	2	8	65	31	1	0	0
流脑	17	45	68	59	15	2	0	0	0	0	3	7

【思考题】

(1) 描述菌痢、乙脑、流脑三种传染病月份分布特点。

(2) 影响此三种疾病流行的因素有哪些?

(3) 制定预防措施控制这三种疾病。

练习 2-2

我国北方某地区儿童意外伤害发生的时点分布资料(表2-2)。

表2-2　中国北方某地区儿童意外伤害发生的时点分布

时点	事故次数	构成比(%)
0:00 ~	34	1.49
6:00 ~	149	6.53
9:00 ~	576	25.25
12:00 ~	478	20.96
15:00 ~	643	28.19
18:00 ~	378	16.57
21:00 ~ 24:00	23	1.01
合计	2281	100.00

【思考题】

(1) 描述儿童意外伤害发生的时点分布特点。

(2) 解释可能存在的原因。

(3) 针对时点分布特点,讨论如何降低儿童意外伤害应采取的措施。

练习 2-3

我国糖尿病死亡率的年龄和城乡分布特点(表 2-3)。

表 2-3 我国 1983~1995 年城乡不同年龄组糖尿病死亡率(1/10 万)

年龄组(岁)	城市	农村
0 ~	0.03	0.02
10 ~	0.12	0.10
20 ~	0.41	0.54
30 ~	1.07	0.99
40 ~	2.50	2.09
50 ~	9.89	5.97
60 ~	43.54	14.03
70 ~	92.35	27.15
80 ~	134.76	32.67

【思考题】

(1) 比较不同年龄组糖尿病死亡率的变化趋势。

(2) 比较城乡不同年龄组糖尿病死亡率,并解释原因。

(3) 采取哪些措施可能会降低糖尿病死亡率?

练习 2-4

某肾综合征出血热(HFRS)流行地区、发病时间与鼠密度分布特点(表 2-4)。

表 2-4 某肾综合征出血热(HFRS)地区黑线姬鼠数量变动与 HFRS 发病情况

月份	布夹数	捕鼠数	密度(%)	HFRS 发病情况
1	1900	30	1.58	19
2	1900	41	2.16	13
3	1900	42	2.21	13
4	1900	42	2.21	14
5	1900	69	3.63	9
6	1900	74	3.89	21
7	1900	54	2.84	31
8	2300	34	1.48	31
9	2300	43	1.87	6
10	1900	37	1.95	3
11	1900	32	1.68	5
12	1900	27	1.42	12

【思考题】

(1) 描述 HFRS 发病高峰出现的时间分布，请解释原因。

(2) 论述黑线姬鼠数量变动与 HFRS 发病之间的联系。

(3) 为了防制 HFRS 暴发流行，防控措施有哪些？

练习 2-5

麻疹的病死率与年龄的关系(表 2-5)。

表 2-5　麻疹年龄别病死率(%)

年龄	病例数	死亡数	病死率	年龄	病例数	死亡数	病死率
0～	795	30	37.7	14～	5028	11	2.1
1～	696	4	5.7	35～	2713	24	8.8
2～	5628	4	0.7	>55	1150	44	38.3

注：假定病例的年龄分布与全国人口的年龄分布相同。

【思考题】

(1) 分析麻疹年龄别病死率的意义。

(2) 解释 0～组和>55 组麻疹病死率高于其他组别可能的原因。

(3) 上述资料对麻疹的防治策略有什么意义？

二、实 践 案 例

案例 2-1　常规监测资料的利用

图 2-1 是我国累计报告艾滋病病毒感染者按行政区的分布图。

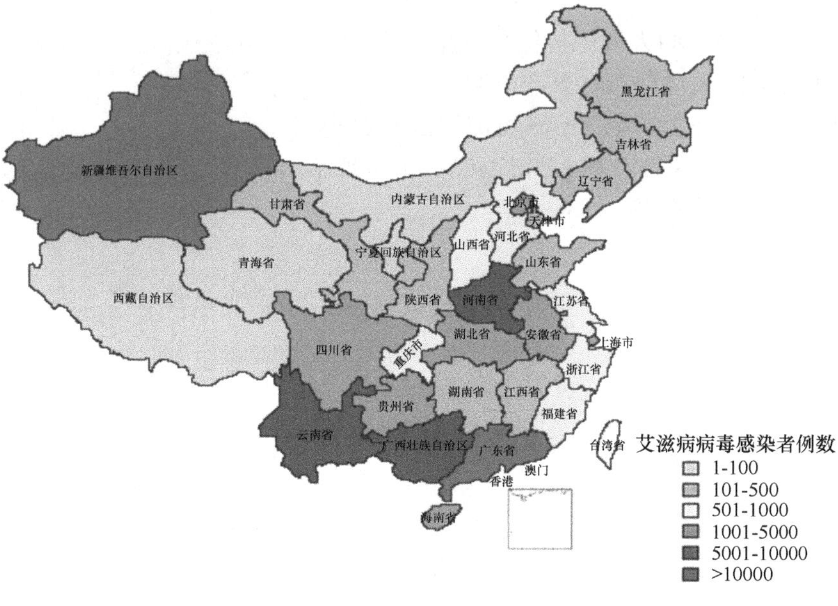

图 2-1　全国累计报告艾滋病病毒感染者按地理分布(截至 2004 年 9 月)

【思考题】

(1) 描述上图艾滋病地区分布特征。

(2) 根据所了解的我国艾滋病流行的现状,分析产生上述特征的原因。

(3) 上述资料提供给的主要信息是什么?

提示:疾病的分布可以从疾病的地区、时间、人群分布特点进行综合描述。本监测资料探讨艾滋病的地区分布特征,提示不同地区艾滋病防控措施采取的侧重点不同。

案例 2-2 非典型肺炎(SARS)IgG 抗体检测结果分析

2003 年初非典型肺炎(SARS)疫情发生后,某省不同人群 SARS IgG 抗体的检测结果见表 2-6 和表 2-7。

表 2-6 某省不同人群 SARS IgG 抗体阳性率比较

检测人群	检测数	阳性数	阳性率(%)
社区健康人群	7783	53	
与 SARS 病人有密切接触史的医务人员	1007	27	
野生动物密切接触人群	1928	123	
合计	10 718	203	

表 2-7 某省 SARS 流行地区与非流行地区几种人群 SARS IgG 抗体阳性率比较

检测人群	采样地区	检测数	阳性数	阳性率(%)
社区健康人群	SARS 流行地区	5431	44	
	非 SARS 流行地区	2352	9	
野生动物密切接触人群	SARS 流行地区	1580	116	
	非 SARS 流行地区	348	7	

【思考题】

(1) 计算并比较不同人群的抗体阳性率。

(2) 分析 SARS 人群分布特点产生的原因。

(3) 从上述资料推断导致 SARS 可能原因有哪些?

提示:检测和比较不同人群 SARS IgG 抗体阳性率水平,为追踪 SARS 传染源和判断易感人群提供实验室参考资料。

(齐亚莉 李 岩 胡志红)

实习3　描述性研究

【实习目的】

(1) 掌握描述性研究调查设计基本原理、内容。
(2) 熟悉描述性研究的主要作用。

【实习要点】

(1) 描述性研究的基本步骤、常用方法。
(2) 利用常规资料描述疾病流行特征。
(3) 常用的抽样方法适用范围及优缺点,抽样调查时样本量的估算。
(4) 现况调查中常见的偏倚及防控措施。
(5) 现况研究设计的一般步骤。

一、基 础 练 习

练习 3-1

某社区卫生服务中心下设10个社区卫生服务站,辖区总人口63 350人,按照市卫生局统一安排,准备对该社区人群糖尿病患病情况进行调查,为进一步的干预措施提供基础数据。查阅相关文献,了解我国一般人群糖尿病患病率为9.7%。

【思考题】

(1) 该社区卫生服务中心可通过哪几种调查方法完成任务?
(2) 采用不同方法,需要进行的具体步骤有哪些?
(3) 拟采用方法的优缺点。

练习 3-2

调查某中学学生流感疫苗接种情况。该中学有在校学生3000名,如果样本量为300名,请进行抽样调查设计。

【思考题】

(1) 如果采用单纯随机抽样,将如何获得这300名调查对象?
(2) 除单纯随机抽样设计外,本调查还可以采用哪些随机抽样方法?
(3) 请列出不同抽样方法的适用范围及注意事项。

练习 3-3

某市总人口220余万,下辖4区3县。2001年11月该市疾病预防控制中心为了解该市传染病疾病监测报告质量,根据《全国法定传染病漏报调查方案》的具体要求,在全市范围内组织开展了居民法定传染病漏报调查。

(1) 各区、县将本辖区大致分为东、南、西、北、中 5 个片区，每片区抽取 1 个乡镇、街道，每个抽中的乡镇、街道，再抽取 1 个村、居委会作为调查单位，挨户调查，了解 2001 年 1 月 1 日~10 月 31 日发生的法定传染病发病及就诊报告情况。要求每县、区调查人数不少于 5 000人，查出的各种法定传染病总数不少于 30 例。如果调查单位样本量不足，调查前用相邻村、居委会人口补足样本。

(2) 调查员对居民进行家庭访视，通过询问了解被医院诊断为法定传染病者。如有患过法定传染病而未去医院就诊者，则可按“法定传染病临床诊断参考依据”规定的指标，详细询问后做出回顾性诊断；然后到有关疾病预防控制部门核对卡片或登记，凡无记录者为某病漏报病例。调查前对县、区级调查员进行培训，统一调查时间、内容、方法、表格和具体要求，由市疾病预防控制中心负责对各县、区调查的质量控制和督导。

(3) 调查主要结果见表 3-1 和表 3-2。

表 3-1 2001 年 1~10 月某市各县、区居民法定传染病漏报调查统计

县 区	调查人数	查出数	报告数	漏报数	漏报率(%)
城市一区	5420	31	31		
城市二区	3195	30	27		
城市三区	5013	31	30		
城市四区	5321	31	26		
农村一县	7500	30	23		
农村二县	10 282	32	25		
农村三县	5293	30	19		
合计	42 024	215	181		

【思考题】

(1) 该调查采用的抽样方法及优缺点有哪些？

(2) 计算并完成上述两个表格空缺部分，并结合相关数据进行结果分析。

(3) 该市 2001 年 1~10 月份法定传染病总报告发病率为 430.71/10 万，结合本次调查情况进行分析。

(4) 本调查中，将发现的未就诊居民传染病病例纳入统计分析是否合适，请分析。

表 3-2 2001 年某市传染病漏报病例医疗单位分布

医疗单位	查出数	报告数	漏报数	漏报率(%)
市级及市级以上医院	113	109		
县(区)级医院	54	50		
乡镇(厂矿)医院	24	22		
村(个体诊所)卫生室	3	0		
未就诊	21	0		
合计	215	181		

练习 3-4

某医科高等院校地处某市新建高新科技产业园区，地理位置较偏远，与市中心交通往来不是十分便利，生活相对独立，有在校学生 15 000 余人。该校预防医学专业 4 年级学生，在学习《流行病学》关于慢性非传染性疾病相关章节后,认识到过多食盐的摄入对健康的危害。正逢该校开展课外学生科研活动,该专业5名学生组成一个科研小组,拟对该校两个食堂食盐的消耗情况进行调查,了解在校学生的食盐摄入情况。

【思考题】

(1) 该科研小组的设想属于何种研究设计?有何优缺点?

(2) 该小组要开展该项研究,还需要调查了解哪些内容?

二、实践案例

案例3-1 某市麻疹流行病学特征描述

麻疹是由麻疹病毒引起的一种急性呼吸道传染病,多发生于冬春季节,病人以儿童为主。我国自推广接种麻疹疫苗以来,特别是开展计划免疫(免疫规划)以后,麻疹发病率大幅度下降。某市地处某省东南部,20世纪90年代后麻疹发病下降到很低水平,其中1999年麻疹发病率为0.60/10万,但2005年该市麻疹持续10余年的下降趋势发生改变,当年发病率明显上升,其后两年发病率再次下降到低位,但2008年全市范围出现暴发疫情,发病率为近十来年最高。为进一步探索麻疹流行规律,更有效地控制麻疹的流行,为制订控制措施提供科学依据,当地疾病预防控制机构结合传染病疫情监测系统、发热出疹性疾病(麻疹)监测系统、疫苗接种率监测报告系统,对当地疫情进行分析。

1. 总体发病情况 1950~2008年该市共计发生麻疹49 663例,死亡319例。期间出现过10余次流行高峰,其中年发病率最高的3个年份分别是1959年(2730.62/10万)、1965年(1583.47/10万)和1957年(1300.95/10万)。20世纪80年代初开展计划免疫,麻疹发病呈现下降趋势。1987年后,除1991、1993和1995年外,其余各年麻疹发病率均在10/10万以下,1999年最低年发病率为0.60/10万;但近年来,特别是2008年该市麻疹发病率出现较明显反弹,发病率达到17.41/10万。1950~2008年麻疹流行曲线见图3-1。

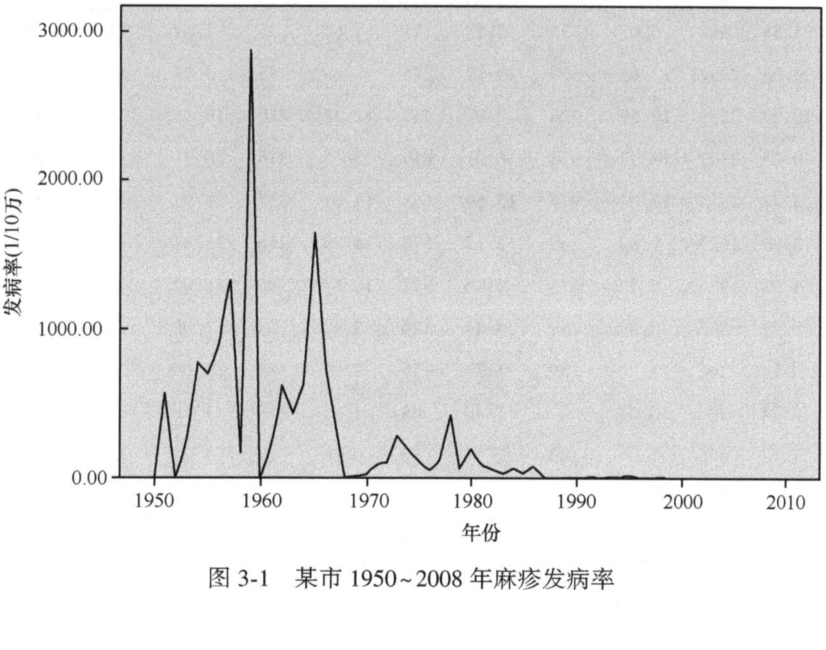

图3-1 某市1950~2008年麻疹发病率

以每 10 年划分,不同年代发病情况见表 3-3。

表 3-3　某市 1950～2008 年麻疹发病及死亡情况

年代	发病数	发病率(1/10 万)	死亡数	死亡率(1/10 万)	病死率(%)
1950～	21 147	937.65	265	11.75	
1960～	16 538	466.62	60	1.69	
1970～	5833	151.49	1	0.03	
1980～	3710	51.32	1	0.01	
1990～	1557	9.43	1	0.01	
2000～2008	878	4.36	1	0.00	
合计	49 663	92.77	329	0.61	

【思考题】

(1) 完成表 3-3,并对上述资料进行简要分析。

(2) 上述资料提供了哪些麻疹流行特征信息?

(3) 对上述资料进行分析时需要注意哪些问题?

提示:建立在疾病监测系统基础上的常规性资料是对相关疾病流行特征进行分析的重要资料来源。本案例对新中国成立以来某地麻疹发病情况进行纵向比较分析,注意联系我国计划免疫(免疫规划)、疾病监测工作发展情况,并复习长期趋势等概念。

2. 时间分布情况　流行的周期性:1950～2008 年间出现麻疹流行或明显发病率波动的年份分别是 1950、1957、1959、1961、1965、1973、1978、1980、1984、1986、1989、1991、1993、1995、1997、2000、2002、2005 和 2008 年,高峰年间隔主要为 2～4 年。

季节分布:统计不同年代各月份发病情况见表 3-4。

表 3-4　某市 1950～2008 年麻疹发病季节分布情况

月份	1951～		1960～		1970～		1980～		1990～		2000～2008		合计	
	发病数	构成比	发病数	构成比	发病数	构成比	发病数	构成比	发病数	构成比	发病数	构成比	发病数	构成比
1	5472	25.88	998	6.03	731	12.53	171	4.61	26	1.67	29	3.30	7427	14.95
2	5515	26.08	2092	12.65	590	10.11	285	7.68	58	3.73	46	5.24	8586	17.29
3	3868	18.29	3239	19.59	526	9.02	457	12.32	210	13.49	223	25.40	8523	17.16
4	1957	9.25	3303	19.97	934	16.01	859	23.15	316	20.3	218	24.83	7587	15.28
5	1114	5.27	2814	17.02	915	15.69	668	18.01	357	22.93	206	23.46	6074	12.23
6	633	2.99	1624	9.82	709	12.15	528	14.23	215	13.81	79	9.00	3788	7.63
7	279	1.32	914	5.53	575	9.86	394	10.62	235	15.09	43	4.90	2440	4.91
8	153	0.72	395	2.39	259	4.44	126	3.4	62	3.98	15	1.71	1010	2.03
9	115	0.54	166	1	80	1.37	75	2.02	17	1.09	4	0.46	457	0.92
10	156	0.74	106	0.64	87	1.49	48	1.29	18	1.16	6	0.68	421	0.85
11	366	1.73	325	1.97	123	2.11	32	0.86	19	1.22	4	0.46	869	1.75
12	1519	7.18	562	3.4	304	5.21	67	1.81	24	1.54	5	0.57	2481	5.00
合计	21 147	100	16 538	100	5833	100	3710	100	1557	100	878	100	49 663	100

3. 地区分布情况 1981年以来共发生麻疹病例1649例,其中属于城市区病例154例,城市地区发病率为0.98/10万;属于农村地区病例1495例,农村地区发病率为2.70/10万。

4. 人群分布情况 对1993年后发生的2305例病人进行统计分析表明,职业分布占前三位的分别是:学生982例,占42.60%;散居儿童678例,占29.41%;幼托机构儿童184例,占7.98%。

年龄分布:15岁以下病例占总病例的80.01%,其中1993~1999年,15岁以下病例占87.65%,2000~2008年间下降为57.44%;6~15岁病例占总病例的45.94%,其中1993~1999年该年龄段病例占总病例58.13%,2000~2008年该年龄段病例构成下降为26.79%;但后一时期0岁组婴儿及20~35岁年轻成人组病例所占构成明显上升,分别从前一时期的3.48%上升到16.96%、5.89%上升到30.91%。进一步对2005 ~2008年病例年龄分布情况进行统计,结果见表3-5。

表3-5 某市2005~2008年麻疹发病及年龄分布情况

年龄	发病人数					发病率(1/10万)				
	2005	2006	2007	2008	合计	2005	2006	2007	2008	合计
0月龄~	7	4	6	62	112	51.3	28.7	46.8	461.2	146.7
8月龄~	4	6	5	48	87	58.6	86.2	78.0	714.0	234.0
1~	7	4	1	34	57	17.0	9.7	2.4	84.8	28.0
3~	3	1	4	24	49	4.6	1.5	6.2	39.7	12.5
6~	46	12	2	29	110	28.2	7.4	1.3	18.2	13.9
12~	21	5	4	34	71	7.0	1.7	1.3	11.1	5.3
18~	8	5	4	33	67	5.2	3.2	2.5	20.8	8.0
22~	43	18	16	75	195	13.0	5.4	4.7	22.1	11.3
30~	18	6	13	62	150	1.5	0.5	1.1	5.1	2.1
合计	157	61	55	401	898	7.0	2.7	2.4	17.4	7.4

5. 麻疹疫苗接种情况 某市自1980~1983年开始在市区1~15岁儿童中使用麻疹疫苗,1983年开始实施计划免疫,1986年以后在全市适龄儿童中使用。根据每年度开展的接种率调查结果,1996~2008年平均接种率维持在96.21%~99.86%,平均98.35%。

【思考题】

(1)对该市麻疹病例的季节、地区分布作简要分析。

(2)该市麻疹病例的人群分布有什么特点,从中得到什么启示?

(3)针对上述资料情况及近年该市疫情特点,需要向上级部门或卫生行政部门提出哪些防控措施建议?

(4)收集相关资料,了解提供上述资料的常规监测系统情况。

提示:对疾病三间分布的描述分析,根本目的是为相应防治策略和措施制定提供参考依据。本案例应注意麻疹是一种疫苗预防的传染性疾病,复习、查阅麻疹疫苗免疫程序、我国关于麻疹控制相关策略方案。

案例3-2 2002年某市居民营养与健康状况调查

1. 背景 居民的营养与健康状况是衡量一个地区经济社会发展、卫生保健水平和人口素质的重要指标。良好的居民营养与健康状况是社会经济发展的基础,改善居民营养与健康状况是社会经济发展的目标。居民营养与健康状况调查的目的在于掌握人群膳食营养现况、营养相关疾病的流行病学特点及变化趋势,为我国制定卫生防病政策、引导农业及食品产业发展、指导居民合理饮食提供依据。某市在 1959 年、1982 年和 1992 年曾参加过 3 次全国营养调查,从不同程度反映了当时该市居民的营养状况,为改市营养工作的开展提供了依据。2002 年,该市又参加了由卫生部、科技部和国家统计局联合开展的第四次全国居民营养与健康状况调查。

2. 目的 更好地了解某市居民的膳食结构、营养现况和营养相关疾病,为国家制定相关政策、指导居民合理饮食提供依据。

3. 对象与方法 本次调查是家庭抽样调查,采用分层多阶段整群随机抽样,调查抽样得到的家庭中的全部家庭成员。利用系统抽样的方法,第一阶段抽取了该市下辖的 3 个区;第二阶段在每个样本区中抽取 3 个乡镇或街道;第三阶段在样本乡镇或街道中抽取 2 个村或居委会;第四阶段在样本村或居委会抽取 90 户调查家庭,其中膳食调查 30 户,非膳食调查 60 户。另外,各区还随机抽取 1~2 所幼儿园和 1 所小学中的 3~12 岁儿童(每岁各 50 名),孕妇 30 名,哺乳期妇女 30 名,婴幼儿 50 名。实际抽取膳食调查户 540 户,非膳食调查户 1082 户,询问调查人数 6235 人,进行体检及生化测定的人数为6074人。

4. 调查内容 调查内容包括询问调查、医学体检、实验室检测和膳食调查 4 个部分。

询问调查是采用入户的方法对调查家庭的一般情况、主要慢性疾病的现患情况及家族史等情况进行询问调查。医学体检是对所有调查对象的身高和体重、15 岁及 15 岁以上调查对象的血压进行测量;实验室检测是采集膳食调查对象及 3~12 岁儿童的静脉血,现场测定血红蛋白、空腹血糖;采集非膳食调查对象及孕妇、乳母及婴幼儿的指血,现场测定血红蛋白。膳食调查是采用称重法、24 小时膳食回顾法和食物频率法收集居民各种食物消费频率及消费量,获得个体长期食物消费模式、饮食习惯等。

5. 诊断标准 采用氰化高铁法测定血红蛋白含量,以 2001 年世界卫生组织和联合国儿童基金会制定的贫血诊断标准为参考值:6~59 个月儿童<110g/L,5~11 岁儿童<115g/L,12~14 岁儿童<120 g/L,15 岁以上非孕妇女<120g/L,孕妇<110g/L,15 岁以上男子<130g/L。根据我国高血压防治指南推荐的血压测量法,使用水银柱血压计测量血压,高血压定义为收缩压≥140mmHg、舒张压≥90mmHg 或近两周内服用降压药物。参照 1999 年国际糖尿病联盟标准,将符合下列条件之一者定义为糖尿病(DM):空腹血糖(FBG)≥7. 0mmol/L;本次调查中口服葡萄糖耐量试验(OGTT)服糖后 2 小时血糖≥11. 1mmol/L;县级以上医院确诊为糖尿病且正在接受治疗者。空腹血糖受损(IFG)的判断标准为:空腹血糖≥6. 1mmol/L 且<7. 0 mmol/L 者。成人血脂异常的判断以中华心血管病杂志血脂异常防治对策专题组推荐的标准为依据:总胆固醇 5. 20~5. 71mmol/L 为边缘升高;总胆固醇≥5. 72mmol/L 为高胆固醇血症;高密度脂蛋白≤0. 91mmol/L 为低高密度脂蛋白胆固醇血症;三酰甘油≥1. 70mmol/L 为高三酰甘油血症。

6. 调查结果

(1) 居民食物摄入量:由调查结果可见居民人均每日消费谷类食物 338. 97g、薯类 21. 98g、蔬菜 309. 92g、水果 108. 08 g、畜禽肉类 136. 76g、鱼虾类 131. 74g、蛋类 40. 01g、奶类 100. 34g、豆及豆制品 21. 25g、食用油 49. 65g、盐 9. 86g、酱油 14. 20g(表 3-6)。

(2) 居民能量及主要营养素摄入量:根据调查居民平均每标准人口日膳食能量 10 387. 57

kJ(2482.69kcal)；蛋白质89.30g、脂肪99.50g、糖类303.46g；膳食纤维10.53 g；视黄醇当量675.81μg、硫胺素（维生素B_1）1.10 mg、核黄素（维生素B_2）1.12 mg、抗坏血酸（维生素C）81.99 mg；钙606.52 mg、铁26.07 mg、锌13.60 mg（表3-7）。

（3）居民膳食能量来源：某市居民谷类食物提供的能量占总能量的42.38%，由动物性食物提供的占23.78%；碳水化合物、脂肪、蛋白质提供的能量分别占总能量的48.09%、35.98%、15.93%。蛋白质来源于动物性食物占50.58%、谷类食物占26.76%。脂肪来源于植物性食物占61.45%、动物性食物占38.55%（表3-8）。

表3-6　某市居民食物摄入量(g/每标准人日)

食物	市区	郊区	全市
米	236.45	326.78	269.00
面	71.19	33.91	57.76
其他谷类	11.24	13.92	12.21
薯类	27.09	12.89	21.98
干豆类	1.69	1.54	1.64
豆制品	22.31	14.83	19.61
深色蔬菜	176.52	106.00	151.11
浅色蔬菜	176.11	128.10	158.81
腌菜	10.59	10.67	10.62
新鲜水果	112.94	99.46	108.08
硬果	5.18	6.34	5.60
猪肉	77.93	73.36	76.28
其他畜肉	11.38	7.93	10.14
动物内脏	5.25	6.32	5.64
禽类	49.26	36.61	44.70
奶类	128.75	49.90	100.34
蛋类	46.93	27.73	40.01
鱼虾类	148.52	101.95	131.74
植物油	50.25	48.47	49.61
动物油	0.01	0.10	0.04
糕点	32.24	16.11	26.43
糖、淀粉	4.05	6.61	4.97
盐	9.90	9.77	9.86
酱油	13.74	15.01	14.20
酱类	0.01	0.07	0.03
酒类	0.67	0.81	0.72
其他	56.16	42.90	51.38

表 3-7　某市居民营养素摄入量(每标准人日)

营养素	市区	郊区	全市
能量(kJ)	10 453.05	10 271.30	10 387.57
蛋白质(g)	95.18	78.86	89.30
脂肪(g)	103.69	92.05	99.50
糖类(g)	292.64	322.67	303.46
膳食纤维(g)	10.98	9.72	10.53
视黄醇(μg)	282.47	150.58	234.95
视黄醇当量(μg)	773.85	501.74	675.81
硫胺素(mg)	1.15	1.02	1.10
核黄素(mg)	1.21	0.94	1.12
烟酸(mg)	18.63	17.25	18.13
抗坏血酸(mg)	90.93	66.11	81.99
维生素 E(mg)	56.37	43.28	51.65
钾(mg)	2222.01	1745.46	2050.31
钠(mg)	6034.98	5931.07	5997.54
钙(mg)	684.53	468.03	606.52
镁(mg)	353.78	314.03	339.46
铁(mg)	26.52	25.27	26.07
锰(mg)	6.67	6.92	6.76
锌(mg)	13.88	13.11	13.60
铜(mg)	3.28	2.52	3.00
磷(mg)	1254.00	1067.06	1186.65
硒(mg)	77.37	53.42	68.74

(4) 居民的体格状况

1) 成人:某市 18 岁及 18 岁以上居民平均身高为(161.42±8.66)cm,其中男性(167.79±6.67)cm、女性(156.35±6.41)cm。按世界卫生组织非亚裔标准,BMI<18.5 为营养不良,BMI≥25 为超重,BMI≥30 为肥胖,来进行评价,某市 18 岁及 18 岁以上居民营养不良发生率为 6.38%,但超重、肥胖率已分别达到 29.2%和 3.8%。

2) 婴幼儿、儿童青少年:婴幼儿平均出生体重为 3353 g,低体重率为 3.9%。按世界卫生组织 Z 评分标准,HAZ<-2 为生长迟缓,WAZ<-2 为低体重,进行评价。某市 5 岁以内儿童生长迟缓率仅为 0.46%,低体重率为 0.46%。按世界卫生组织非亚裔 BMI 分年龄段标准评价,6~17.9 岁儿童青少年超重、肥胖率已分别达到 16.0%和 12.5%。

(5) 居民的营养与相关疾病

1) 贫血:对 5839 人测定了血红蛋白,贫血率为 7.6%;18~45 岁居民贫血患病率最高,达 11.5%;0~6 岁年龄组儿童最低为 1.7%。

2) 高血压:对 1845 名 15 岁及以上居民进行血压测定,结合病史诊断,高血压患病率达

30. 37%，其中 60 岁及以上居民已达 57. 3%。

3）血糖异常：对 1222 名 18 岁及以上居民进行血糖测定，其糖尿病患病率为 8. 1%，其中 60 岁及以上居民糖尿病患病率已达 14. 2%。

4）血脂异常：对 1329 名 18 岁及以上居民血脂异常率为 25. 3%，其中 60 岁及以上居民血脂异常率已达约 30%。

表 3-8　某市居民膳食主要营养素来源构成（%）

项目	主要营养素来源	市区	郊区	全市
能量	谷类	39. 21	48. 01	42. 38
	豆类	3. 27	2. 34	2. 93
	薯类	0. 85	0. 47	0. 71
	动物性食物	25. 60	20. 55	23. 78
	纯热能食物	17. 76	18. 02	17. 85
	其他类食物	13. 31	10. 61	12. 34
	蛋白质	16. 80	14. 37	15. 93
	脂肪	37. 25	33. 72	35. 98
	碳水化合物	45. 95	51. 91	48. 09
蛋白质	谷类	23. 87	31. 91	26. 76
	豆类	7. 12	5. 78	6. 64
	动物性食物	52. 89	46. 49	50. 58
	其他类食物	16. 13	15. 83	16. 02
脂肪	动物性食物	39. 13	37. 53	38. 55
	植物性食物	60. 87	62. 47	61. 45

【思考题】

（1）根据上述资料，对该市人群膳食状况进行分析。

（2）根据调查结果分析膳食结构与常见慢性非传染性疾病关系。

（3）认真阅读体会上述调查每个过程环节，根据现况调查设计步骤，制作一份在高校开展的在校大学生膳食营养状况调查设计。

提示：现况研究是通过调查某个特定群体中的个体是否患病、是否具有某些变量（或特征）等情况，从而描述所研究的疾病（或某种健康状况）以及有关变量（因素）在目标人群中的分布，开展现况调查必须围绕这一目的进行。

（倪进东　孔丹莉）

实习4 队列研究

【实习目的】

(1) 掌握队列研究的基本原理和研究方法。

(2) 熟悉队列研究资料的效应指标计算及分析方法。

【实习要点】

(1) 队列研究的基本原理、主要类型。

(2) 累计发病率、发病密度、标准化死亡比的计算。

(3) 队列研究的常用效应指标计算和分析。

(4) 队列研究的主要偏倚。

(5) 队列研究的优缺点。

一、基础练习

练习 4-1

1963 年,McBride 对反应停与肢体缺陷的关系进行了研究,发现服反应停者胎儿肢体缺陷发病率为 42%,未服反应停者胎儿肢体缺陷发病率为 0.24%,人群中胎儿肢体缺陷发病率为 0.28%。

【思考题】

(1) 上述研究属于何种类型的流行病学研究?其基本原理是什么?

(2) 计算 *RR*、*AR*、*AR%*及 *PAR%*等指标。

(3) 解释 *RR*、*AR* 及 *PAR%*的意义。

练习 4-2

表 4-1 是弗明汉心脏病研究的血清胆固醇含量与冠心病发病关系的部分资料。研究者首先检测了 1045 名 33~49 岁男子的血清胆固醇含量,然后按其水平高低分为 5 组,随访观察 10 年后计算各组的冠心病 10 年累计发病率。

表 4-1 33~49 岁男子按血清胆固醇水平分组的冠心病 10 年累计发病率

血清胆固醇(g/L)	观察人数	病例数	累计发病率(%)
1.14~	209	2	0.96
1.94~	209	11	5.26
2.14~	209	14	6.70
2.31~	209	26	12.44
2.56~	209	32	15.31
合计	1045	85	8.13

【思考题】

(1) 上述研究属于何种类型的流行病学研究?是队列研究,还是病例对照研究;是观察性的,还是实验性的?它们之间的区别是什么?

(2) 与病例对照研究比较,此研究有何明显优点?

(3) 以血清胆固醇水平 1.14~1.93g/L 组作为参照组,分别计算各暴露水平组的 *RR*、*RR*95%的可信区间、*AR* 及 *AR*%,填入表 4-2 中,并解释各指标的意义。

(4) 根据表 4-2 的计算结果,能否认为血清胆固醇水平与人群冠心病的发生存在剂量反应关系,即随着血清胆固醇水平的升高,研究人群冠心病发病的危险性增加(假设已排除各种混杂因素的干扰)?

表 4-2 33~49 岁男子血清胆固醇水平与冠心病的关系

血清胆固醇 (g/L)	暴露水平 (x_i)	病例数 (a_i)	非病例数 (b_i)	观察人数 (n_i)	*CI*(%)	χ^2	*RR*	*RR* (95%*CI*)	*AR*	*AR*%
1.14~	0	2	207	209						
1.94~	1	11	198	209						
2.14~	2	14	195	209						
2.31~	3	26	183	209						
2.56~	4	32	177	209						
合计	—	85	960	1045						

练习 4-3

某地从 1977 年 1 月 1 日到 1986 年 6 月 30 日对乙型肝炎表面抗原(HBsAg)阳性和阴性两组人群的肝癌发病情况进行了近 10 年的随访观察,结果发现 HBsAg 阳性组发生肝癌 41 例,HBsAg 阴性组发生肝癌 16 例。两组的观察人年数见表 4-3。

表 4-3 随访人群观察人年计算表

年份	HBsAg 阳性人群				HBsAg 阴性人群			
	年初人数	不变人数	退出人数	人年数	年初人数	不变人数	退出人数	人年数
1977	1195	1193	2		5077	5070	7	
1978	1193	1188	5		5070	5059	11	
1979	1188	1187	1		5059	5055	4	
1980	1187	1176	11		5055	5037	18	
1981	1176	1166	10		5037	5033	4	
1982	1166	1153	13		5033	5012	21	
1983	1153	1135	18		5012	4982	30	
1984	1135	1122	13		4982	4949	33	
1985	1122	1113	9		4949	4924	25	
1986	1113	1109	4		4924	4902	22	
合计	—	—	86		—	—	175	

【思考题】

(1) 上述研究属于何种类型的流行病学研究?

(2) 请完成上表中两组研究对象人年数的计算。

(3) 用什么指标来描述两组人群的发病危险,并进行计算?

(4) 计算 *RR*、*AR*、*AR%*,并说明其各自意义。

练习 4-4

在弗明汉心脏病研究中提供了该地区 35~44 岁男性人群中几种冠心病危险因素的相对危险度与人群暴露比例的资料(表 4-4)。

表 4-4 弗明汉 35~44 岁男子中几种冠心病危险因素的 *RR* 与 *PAR%*

危险因素	*RR*	*Pe*	*PAR%*
收缩压≥180mmHg	2.8	0.02	
X 线上心脏扩大	2.1	0.10	
吸烟	1.9	0.72	

【思考题】

(1) 请完成表 4-4。

(2) *PAR%*和 *AR%*有何区别? 二者意义有何不同?

(3) 相对危险度 *RR*、人群暴露比例和人群归因危险度 *PAR%*之间有什么关系? 这种关系对于决策部门制订公共卫生政策有什么指导意义?

练习 4-5

某职业医师研究石棉暴露与肺癌及胃肠道肿瘤的关系,选择那些曾经或现在还从事接触石棉工作并且接触时间至少 20 年以上的男性工人共 2000 人为研究对象(平均年龄 45 岁),随访 5 年发现,肺癌死亡病例 60 人,胃肠道肿瘤死亡 51 人,已知该地同年龄组男性肺癌及胃肠道肿瘤年平均死亡率分别为 1.3‰和 4‰。

表 4-5 石棉工人标准化死亡比

死因	观察数	期望数	*SMR*	*SMR*95%*CI*
肺癌	60			
胃肠道肿瘤	51			

【思考题】

(1) 请完成表 4-5。

(2) 对 *SMR* 与 1 的差别进行假设检验。

(3) 石棉暴露引起肺癌还是胃肠道肿瘤的危险性更大,请说明理由。

提示:*SMR* 与 1 的比较用 u 检验

$$u=\frac{D-E}{\sqrt{E}}$$

式中:D 为实际人数;E 为期望人数,$E\geq10$。

总体 *SMR* 可信区间

$$\frac{D\pm1.96\sqrt{D}}{E(D)}$$

式中:$D>50$。

练习 4-6

某医师认为成年早期摄入大量的糖可能导致成年男性易于疲劳和性功能减退,并决定检验该假设。他询问30岁健康男性的糖摄入量,然后将研究对象分为糖摄入量多和摄入量少两组。10年后,他在一个月的时间里访视了糖摄入量多的一组人,询问他们的精力、体力和性功能,随后一个月,他又对糖摄入量少的一组人进行了同样的调查。发现糖摄入量多的人中阳痿和疲乏劳累的相对频率较高。

【思考题】

分析一下该队列研究有何不足之处。

二、实践案例

案例 4-1 饮酒与老年性痴呆前瞻性队列研究

饮酒与老年性痴呆的关系引起人们关注,但研究结果并不一致。西方人群中开展的研究发现少量及中等量的饮酒可以使痴呆的危险降低。我国是饮酒的大国,但我国人群中有关饮酒与痴呆关系的研究开展较少。重庆市是我国人口最多的一个直辖市,研究者通过对在重庆社区居住的老年人群进行2年的随访研究,探讨饮酒与老年性痴呆的关系。

1. 研究对象选择 本研究采用随机整群抽样,以抽签的方法从重庆市高新区、渝北区、渝中区3个区中分别抽取2个居委会,共6个居委会,60岁以上的老年人共3286人。纳入标准:在社区长期居住的60岁以上的老年人群。排除标准:可能影响认知功能的疾病(如严重的帕金森病);病情太重者或严重视、听功能障碍而不能参与调查者;长时间意识障碍者;长期智能低下者;严重失语者;信息不可靠者;严重脑外伤及神经外科手术史;非本地居民。

2. 资料采集 本研究基线调查于2001年进行,应查者为3286人,其中因耳聋、失明、精神疾病、脑外伤、中毒等,已明确对认知功能有明显影响者67人,180人外出,27人拒查,共有3012人完成了初步评定[包括MMSE(Mini-Mental State Examination)的测试,同时记录一般人口资料、既往史、家族史、婚育史和家庭经济状况等,并进行体格检查]。对3012人在基线水平进行了痴呆的筛选,159人因诊断为痴呆而被排除,2853名老年人认知功能正常。对2853名认知正常的老年人进行2年的随访,重点为确定调查对象是否发生了痴呆或死亡,2年中死亡12人,拒绝调查或失访157人,搬迁52人,访到2632人。共有2632人进行了2年的前瞻性队列研究,应答率为80.1%。

调查人员由20名有经验的神经内科和精神科临床医师组成。诊断过程由神经心理量表检测、问卷调查和临床检查所组成。痴呆的诊断参照《美国精神障碍诊断与统计手册》(第3版修订本)。酒精的摄入单位为1U=8g酒。按饮酒量分为:不饮酒(每周<1U);轻中度饮酒(男性每周1~21U,女性每周1~14U);重度饮酒(男性每周>21U,女性每周>14U)。

【思考题】

(1) 这是一种什么类型的流行病学研究?该研究的优缺点有哪些?

(2) 可采用哪些方法提高本次研究的应答率,降低失访偏倚?

本次研究得到的部分结果见表 4-6、表 4-7。

表 4-6 重庆市 2001~2003 年 60 岁以上男性饮酒情况与老年痴呆发生的关系

分组	调查人数	老年性痴呆人数	累计发病率(%)	*RR*	*RR*95%*CI*
不饮酒	250	17			
轻中度饮酒	746	25			
重度饮酒	152	12			
合计	1148	54			

表 4-7 重庆市 2001~2003 年 60 岁以上女性饮酒情况与老年痴呆发生的关系

分组	调查人数	老年性痴呆人数	累计发病率(%)	*RR*	*RR*95%*CI*
不饮酒	834	19			
轻中度饮酒及重度饮酒	650	11			
合计	1484	30			

(3) 完成表 4-6、表 4-7,结合表中内容分析饮酒与老年痴呆发生的关系。

(4) 本次研究的局限性有哪些?

提示:结合卡方检验结果与 *RR* 及可信区间进行综合分析。

案例 4-2 美国白人男性铀矿暴露与肺癌的队列研究

19 世纪以来,对铀矿工人的调查有很多,指出了铀矿作业的远期健康效应,特别是肺部疾患危险性。本研究利用了 50 年代美国公共卫生署的医学调查资料,该资料显示科罗拉多地区的矿工 1950 年开始进行医学检查,1950 年及以后的检查结果均登记在案。美国公共卫生署的调查人员系统地走访了许多矿区的工人,并对他们进行询问和调查,根据这些资料研究人员在 1990 年确定了研究对象。把接受过医学调查,并在 1964 年 1 月 1 日前在科罗拉多高原地下铀矿工作至少 1 年的白人男性工人列为研究对象,列入调查的对象都随访到 1989 年。本次研究选用当地同期非铀矿工人(该批工人的资料也来自于美国公共卫生署)作为对照,而以同期美国人群资料作为背景资料。

【思考题】

(1) 这是一个什么类型的流行病学研究?该种研究有何优缺点?

(2) 研究人员这样选择对象有何目的?

(3) 该研究选取的对照为何种类型,有何优缺点?

从美国公共卫生署得到的资料包括:姓名、社会保险号、种族、性别、出生日期、与研究有关的铀暴露剂量、工种、入厂日期等。通过这些资料,研究人员可以得到有关研究对象观察期铀暴露情况。同时,研究人员亦调查观察期间该批对象的生存状况(存活或死亡的原因)。

本次研究得到的部分结果见表 4-8。

表 4-8 1950~1989 年美国白人男性铀矿工人死因调查

死亡原因	观察数	预期死亡数	标化死亡比
结核	14	3.4	4.09
恶性肿瘤(合计)	264	117.2	2.25
肝胆管	2	2.8	0.71
胰腺	9	6.6	1.37
喉	0	1.9	0.00
肺	185	38.4	4.82
乳腺	1	0.2	4.53
前列腺	7	5.9	1.18
膀胱	3	3.2	0.94
皮肤	5	2.3	2.16
淋巴和血液	9	12.0	0.75
糖尿病	4	8.5	0.47
酒精中毒	7	2.6	2.73
事故	155	46.8	3.31
合计	950	600.3	1.58

(4) 标化死亡比(*SMR*)是如何计算的?它有何作用?

(5) 从表 4-8 可以得到哪些初步结论?如何进一步分析资料?

研究人员主要针对肺癌和其他恶性呼吸道疾病进行了深入分析,着重研究了入厂时年龄、工龄和暴露剂量等可能的危险因素(表 4-9)。

表 4-9 美国白人男性铀矿工人不同入厂时年龄观察期间肺癌死亡率与非铀矿工人的比较

入厂时年龄	铀矿工人		非铀矿工人		合计	
	肺癌死亡数	人年数	肺癌死亡数	人年数	肺癌死亡数	人年数
<20	18	44776	7	37234	25	82010
20~	41	12983	53	62528	94	75511
30~	88	8453	48	19360	136	27823
40~	38	2951	15	7236	53	10187
合计	185	69163	123	126628	308	195521

(6) 表 4-9 中的暴露人年是如何计算的,请举例说明。

(7) 根据表 4-9 所提供的数据,请计算不同入厂年龄铀矿工人相对于非铀矿工人肺癌死亡的危险度及其 95%*CI*,肺癌死亡归因于铀暴露的危险度为多少?在一般人群中发生肺癌死亡有多少可能是归因于铀暴露(假设人群中的铀暴露率为 1/万)?

(8) 根据计算,肺癌死亡与工人入厂时的年龄是否有关?

表 4-10　不同工作年限的观察对象因呼吸道疾病

死亡原因		在地下铀矿工作的年限						
		0~4	5~9	10~24	25~29	30~34	≥35	合计
肺癌	观察数	2	12	129	20	12	10	185
	预期数	1.8	4.3	25.3	2.8	1.8	2.5	38.4
	SMR	1.1	2.8	5.1	7.1	6.7	4.0	4.8
其他非恶性呼吸道疾病	观察数	0	5	55	9	9	5	83
	预期数	0.6	1.6	10.9	1.3	0.8	1.4	16.6
	SMR	0	3.1	5.1	6.9	11.3	3.57	5.0

(9) 对表 4-10 的结果加以分析,并说明为何工作年限更长时(如≥35 年)肺癌和其他非恶性呼吸道疾病的 *SMR* 反而降低?

研究人员继续对暴露于铀的剂量进行了分析,以研究不同暴露剂量下肺癌的死亡率是否不同(表 4-11)。

表 4-11　不同铀暴露剂量下观察对象的肺癌死亡率

暴露剂量	观察人年数	肺癌死亡数	肺癌死亡率(1/万人年)
0~	26 105	8	3.064
15~	22 931	15	6.541
30~	9886	32	32.369
60~	3596	20	55.617
90~	3197	48	150.140
120~	3466	62	178.881
合计	69 163	185	26.748

(10) 表 4-11 的结果提示了什么?

提示:

(1)职业人群 *SMR*>1,说明该职业人群发生某病的危险超过一般人群。

(2)人年的计算包括:精确法、近似法和寿命表法。

(3)根据 *RR*、*AR*、*PAR*%的公式计算。

(4)比较工人不同入厂时年龄组 RR 及可信区间,并结合趋势 χ^2 检验进行分析。

(5)从观察数可能降低、而预期数可能升高方面综合考虑。

(6)是否存在剂量反应关系,结合趋势 χ^2 检验进行分析。

(黄志刚　孔丹莉)

实习5　病例对照研究

【实习目的】

（1）掌握病例对照研究中研究对象的选择、资料的统计分析。

（2）熟悉病例对照研究设计方法及其优缺点。

【实习要点】

（1）病例对照研究是流行病学分析性研究中重要的一个方法，主要应用于广泛探索疾病的危险因素和病因。

（2）病例对照研究中病例和对照的选择。

（3）病例对照研究中的资料分析。

（4）病例对照研究中的主要偏倚及防控措施。

（5）病例对照研究设计的一般步骤。

一、基础练习

练习5-1

Doll和Hill于1948年至1952年间在伦敦及其附近的20多家医院，选择确诊为肿瘤的住院病人为调查对象。在这四年间凡新收入肺癌病人时，即派调查员前往医院调查，每调查一例肺癌病人，同时配一例同一医院同期住院的胃癌、肠癌等其他肿瘤病人作为对照。调查工作是由具有研究经验的调查员完成，两组人员均被详细询问既往史和现在的吸烟等情况，结果填入统一的调查表。

【思考题】

（1）病例的来源有哪些？本研究中选用住院的肺癌病人作为病例组是否具有代表性？

（2）对照的来源有哪些？在住院病人中选取对照组应如何保证与肺癌组有可比性？

肺癌病人经病理组织学和(或)痰的细胞学确诊，少部分病人依据肺部X线检查或支气管镜检查确诊。规定75岁以上的病人不作为调查对象，并除去误诊为肺癌最后修正诊断的病人80例，因调查时已出院(189例)、病危(116例)、死亡(67例)、耳聋(24例)、不会英语(11例)等原因未进行调查的肺癌病例407例，这样被调查的肺癌病人共计1465例，男性1357例，女性108例，大约占当时这些医院肺癌病人总数的85%。

对照组和肺癌组病人配对的条件是：年龄相差少于5岁，性别相同；居住地区相同；家庭经济情况相似；同期入院，并住同一医院。

（3）为了说明肺癌组与对照组的可比性，在两组的年龄、性别方面是否需要做均衡检验？

（4）肺癌组与对照组病人为什么要考虑这些配对条件？是否还应考虑其他因素？

研究者对各项调查内容均有明确规定，其中吸烟者的定义是：一个人每日吸一支以上的香烟，并持续一年以上者。不足此标准者列为非吸烟者。为检验调查对象对吸烟史回答的可靠性,研究者随机抽查了 50 例,第一次询问吸烟史后,间隔 6 个月第二次重新询问,两次回答的结果见表 5-1。

表 5-1 两次询问 50 人吸烟量(支/日)的一致性比较

第一次询问(支/日)	第二次询问(支/日)						
	0~	1~	5~	15~	25~	50~	合计
0~	8	1	—	—	—	—	9
1~	—	4	1	—	—	—	5
5~	—	1	13	3	—	—	17
15~	—	—	4	9	1	—	14
25~	—	—	—	1	3	—	4
50	—	—	—	—	1	—	1
合计	8	6	18	13	5	—	50

(5) 病例对照研究时,进行这种一致性检查的必要性如何? 对本研究中被调查对象回答吸烟情况的准确性如何评价?

通过调查以男性为例,将肺癌组与对照组的吸烟习惯整理,结果如表 5-2、表 5-3。

表 5-2 肺癌组与对照组吸烟习惯比较

吸烟情况	肺癌组	对照组	合计
吸	1350	1296	2646
不吸	7	61	68
合计	1357	1357	2714

表 5-3 肺癌组与对照组吸烟习惯比较(1∶1 配比)

对照	病例		合计
	吸烟	不吸烟	
吸烟	1289	7	1296
不吸烟	61	0	61
合计	1350	7	1357

注:表内数字为对子数。

(6) 计算表 5-2 中肺癌组与对照组吸烟者占的百分比?

(7) 根据表 5-2 和表 5-3 的资料分别计算相对危险度 χ^2 和 *OR*95%可信限。

(8) 本资料应该用哪一类分析方法更合适些? 为什么?

进一步把男性肺癌组与对照组按吸烟与否及每日吸烟量进行分析(表 5-4)。

表 5-4 每日吸烟量与肺癌的关系

支/日	肺癌组		对照组		*OR*
	例数	%	例数	%	
0	7	0.5	61	4.5	
1~	49	3.6	91	6.7	
5~	516	38.0	615	45.3	

续表

支/日	肺癌组		对照组		OR
	例数	%	例数	%	
15~	445	32.0	408	30.1	
25~	299	22.1	162	11.9	
50~	41	3.0	20	1.5	
合计	1357	100.00	1357	100.00	
所有吸烟者	1350	99.48	1296	95.50	

统计分析所调查的肺癌组与对照组吸烟的总剂量与肺癌的发生情况(表5-5)。

(9) 将表5-4填充完整,从表5-4和表5-5中的资料可以看出什么趋势?呈何种关系?

(10) 从本次调查吸烟与肺癌关系的病例对照研究资料中,可得出什么结论?需进一步做何种研究以决定因果关系?

表5-5 肺癌组与对照组的吸烟总量估算值

组别	各吸烟的总量人数					χ^2检验
	365支~	50 000支~	150 000支~	250 000支~	1 000 000支~	
男:肺癌病人	19	145	183	225	75	$\chi^2=30.6$,
(647例)	(2.9%)	(22.4%)	(28.3%)	(34.8%)	(11.9%)	$v=4$,
非肺癌病人	36	190	182	179	35	$P<0.001$
(622例)	(5.6%)	(30.5%)	(29.3%)	(28.9%)	(5.6%)	
女:肺癌病人	10	19	5	7	0	$\chi^2=12.97$,
(41例)	(24.4%)	(46.3%)	(12.2%)	(17.1%)		$v=3$,
非肺癌病人	19	5	3	1	0	$P<0.001$
(28例)	(67.9%)	(17.9%)	(10.7%)	(3.6%)		

练习5-2

病例对照研究中按某外部因素分层分析。

某研究中关于高中学生父母的拒绝型养育方式与子女人格偏离关系的病例对照的资料见表5-6(稍有改动)。

表5-6 父母养育方式与人格偏离的病例对照研究

父母养育方式	人格偏离病例	对照	合计
拒绝型	199	40	239
非拒绝型	291	567	858
合计	490	607	1097

【思考题】

(1) 根据上表计算χ^2,cOR及$cOR95\%CI$,父母养育方式与人格偏离有因果关系吗?

考虑到父母关系与父母养育方式有关,与人格偏离有关,怀疑父母关系可能是一个混杂因素,故进行分层分析(表5-7)。

表 5-7　按父母关系分层结果

分组	和睦			不和睦		
	拒绝型	非拒绝型	合计	拒绝型	非拒绝型	合计
病例	103	186	289	96	105	201
对照	26	472	498	14	95	109
合计	129	658	787	110	200	310

(2) 计算各层χ^2,OR。

进一步分析在非拒绝型养育组中父母关系与人格偏离的关联(表 5-8)。

表 5-8　非拒绝型养育组中父母关系与人格偏离的关联

分组	不和睦	和睦	合计
病例	105	186	291
对照	95	472	567
合计	200	658	858

再次分析对照组中父母关系与父母拒绝型养育方式的关联(表 5-9)。

表 5-9　对照组中父母关系与父母拒绝型养育方式的关联

分组	不和睦	和睦	合计
拒绝型	14	26	40
不拒绝	95	472	567
合计	109	498	607

(3) 计算表 5-8 和 5-9 的 OR 和χ^2,进行分析,计算 OR_{MH},χ^2_{MH}。

(4) 本例与教材中分层分析的例题有何不同?

(5) 在该研究中,父母关系对结果是否存在交互作用?

练习 5-3

病例对照研究中按某外部因素分层分析。

在横断面研究中,研究者发现养猫、接触生猪肉与弓形体感染有统计学联系。为了验证,研究者又进行了病例对照研究。按 IHA 法检测弓形体抗体,阳性者作为病例。

经配对分析、成组分析及分层分析, 发现养狗、养猪、养羊、养兔、养鸡、养鸭与弓形体感染均无统计学联系。养猫和接触生猪肉与弓形体感染的结果见表 5-10~表 5-13。

表 5-10　养猫与弓形体感染

分组	病例	对照
养猫	134	45
不养猫	140	229
合计	274	274

表 5-11　养猫与弓形体感染的分层分析

分组	接触生猪肉		不接触生猪肉	
	养猫	不养猫	养猫	不养猫
病例	18	24	116	116
对照	2	13	43	216

【思考题】

(1) 计算表 5-10 和表 5-11 的 OR 和χ^2,分析接触生猪肉是养猫与弓形体感染的混杂因素吗?

表 5-12　接触生猪肉与弓形体感染

分组	病例	对照	合计
接触生猪肉	42	15	57
不接触	232	259	491
合计	274	274	548

表 5-13　接触生猪肉与弓形体感染的分层分析

分组	养猫		不养猫	
	接触生猪肉	不接触	接触生猪肉	不接触
病例	18	116	24	116
对照	2	43	13	216

(2) 计算表 5-12 和表 5-13 的 OR 和χ^2,分析养猫是接触生猪肉与弓形体感染的混杂因素吗?

(3) 养猫和接触生猪肉两者有交互作用吗?

提示:通过练习 5-2 和练习 5-3 了解因素的混杂作用、交互作用、独立作用区分。

病例对照研究分层分析中:

1. 若各层 OR_i基本相同。① cOR 与 aOR 不一致,则存在混杂作用;②cOR 与 aOR 基本一致,则既没有混杂也没有交互作用,是独立的危险因素。

2. 若各层 OR_i明显不同。①cOR 与 aOR 不一致,则存在交互作用;②cOR 与 aOR 基本一致,则混杂与交互作用并存。(实际上,在各层 OR_i明显不同时,计算 aOR 没有实际意义,而计算标准化死亡比 SMR,估计暴露对疾病的效应。)

二、实 践 案 例

分层分析用于解决混杂因素,比较繁琐并且随着所分层次的增加,使每个格子的观察数目减少,导致计算困难或综合计算结果不可靠。目前常用到的方法是 Logistic 多元非线性回归方程来估计因素的独立或联合作用,使比值比的计算更为可靠。

案例 5-1　江苏省大丰市胃癌危险因素病例对照研究

1. 目的　探讨大丰市与胃癌发病有关的危险因素。

2. 对象与方法

（1）病例：2003 年 1 月 1 日至 2005 年 12 月 31 日期间，大丰市癌症登记处登记的新发胃癌（ICD-10 编码为 C16.0～C16.9）病例，在大丰市居住 5 年以上，排除继发病例和复发病例。病例收集后由大丰市疾控中心组织调查员于诊断后 1 个月内完成现场调查及采样工作，病例调查工作于 2006 年 1 月完成。实际完成病例调查 649 例，病例应答率为 94.47%，收集血样 605 份，血样采集率 93.22%。所调查病例中，98.8%（641 例）为县级以上医院诊断，全部调查病例中组织病理学诊断占 71.03%（461 例），内镜及影像学诊断占 24.96%（162 例），剩余为临床诊断（26 例）。

（2）对照：在病例调查结束后，按 1∶1 配比方法确定对照人数，每季在公安户籍人口数据库中随机抽取与病例同性别、年龄相差不超过 1 岁的健康居民作为对照，在抽样后 2 个月内完成对照调查工作。全部对照于 2006 年 3 月完成，共完成调查表 649 份，采血样 649 份。

（3）资料收集：由经过培训的调查员按统一的标准化调查表对有关调查对象进行问卷调查。调查内容包括：年龄、性别、文化程度、家庭收入等一般情况以及居住环境、饮食习惯、膳食结构、吸烟、饮酒、饮茶及肿瘤家境、饮食习惯、膳食结构、吸烟、饮酒、饮茶及肿瘤家族史等。在调查过程中同时进行体格检查，采集静脉血 5～10ml，分离出血清分别保存于 -20℃。血清中 Hp 抗体用 ELISA 试剂盒快速测定。

3. 统计方法 调查结果经审核后使用 Epidata 3.1 软件双重录入计算机建立数据库，经逻辑检查和数据清洗后，使用 Stata 8.2 软件，按配对设计进行单因素和多因素条件 Logistic 回归分析。

4. 调查结果

（1）单因素条件 Logistic 逐步回归分析结果：对文化程度、饮食状况、遗传因素、吸烟饮酒等 46 个变量进行单因素条件 Logistic 回归分析，结果见表 5-14。

表 5-14 单因素条件 Logistic 逐步回归分析结果

因素	*OR*	*β*	*P*	*OR* 95% *CI*
A 型血	3.300	3.31	0.001	1.626～6.695
进食快	3.592	7.74	0.000	2.599～4.965
吸烟	1.794	3.75	0.000	1.322～2.434
性格忧郁	16.714	7.24	0.000	7.796～35.834
常饮茶	0.419	-4.56	0.000	0.289～0.609
Hp 抗体	0.237	-7.43	0.000	0.162～0.346
喜食咸	1.612	3.26	0.001	1.210～2.147
储粮器具清洗	0.626	-3.45	0.001	0.479～0.817
喜食蒜	0.591	-3.03	0.002	0.421～0.830
被动吸烟	1.771	2.70	0.007	1.170～2.681
喜食烫	2.454	2.51	0.012	1.218～4.948
癌前病变	2.231	2.40	0.016	1.159～4.291
肿瘤家族史	2.303	2.86	0.003	1.985～3.724
居住地有污染	1.286	1.74	0.081	0.969～1.707
常用新鲜蔬菜	0.064	-2.13	0.033	0.005～0.805

（2）多因素条件 Logistic 逐步回归分析结果：对上述研究因素进行的多因素条件 Logistic逐步回归分析结果见表 5-15。

表 5-15　多因素条件 Logistic 逐步回归分析结果

因素	*OR*	*β*	*P*	*OR* 95% *CI*
A 型血	3. 127	3. 01	0. 003	1. 488～6. 571
Hp 抗体	0. 065	-2. 13	0. 033	0. 005～0. 805
进食快	3. 587	7. 51	0. 000	2. 570～5. 006
喜食咸	2. 703	2. 56	0. 011	1. 261～5. 794
喜食烫	3. 445	2. 42	0. 016	2. 526～4. 697
喜食蒜	0. 337	-1. 10	0. 003	0. 048～0. 651
储粮器具清洗	0. 054	-2. 11	0. 035	0. 004～0. 815
肿瘤家族史	5. 084	2. 77	0. 006	2. 599～7. 026
性格忧郁	2. 512	2. 14	0. 032	1. 333～6. 819
常用新鲜蔬菜	0. 488	-2. 43	0. 015	0. 274～0. 869

【思考题】

（1）根据上述资料，对江苏省大丰市胃癌危险因素进行分析。

（2）设计一份关于探索某疾病危险因素的病例对照科研设计。

提示：分层分析用于解决混杂因素，较繁琐，并且随着所分层次的增加使每个格子的观察数目减少，导致计算困难或综合计算结果不可靠。目前常用到的方法是 logistic 多元非线性回归方程来估计因素的独立或联合作用，使比值比的计算更为可靠。

（孙桂香）

实习 6　实验流行病学研究

【实习目的】

(1) 掌握实验效果评价的常用指标、实验流行病学研究的优缺点。

(2) 熟悉流行病学实验研究的基本概念、现场试验设计的基本原则与步骤、临床随机对照试验的基本原则、实验研究样本量的估算。

(3) 了解实验流行病学研究中的伦理学问题。

【实习要点】

(1) 实验流行病学研究是医学科学研究的一种基本方法，通过随机化方法将研究对象分为实验组和对照组，研究者对实验组施加某种干预措施，对照组给予对照措施，随访并比较两组人群的发病(死亡)情况或健康状况有无差别及差别大小，从而判断干预措施效果。

(2) 根据研究对象不同实验研究包括临床试验、现场试验、社区试验。

(3) 常用的对照的类型有安慰剂对照、自身对照、交叉对照等。

(4) 临床随机对照试验的基本原则有对照原则、随机化原则、盲法原则。

(5) 实验效果的评价指标有效果指数、抗体阳性率、抗体平均滴度等。

一、基础练习

练习 6-1

为评价人群接种流感裂解疫苗的安全性，选取深圳市福田区各托幼机构、中小学校的在校学生，接种国产和进口两种流感裂解疫苗后，接种对象在接种 30 分钟后观察可能出现的副反应。不同性别副反应发生率见表 6-1，不同厂家疫苗接种副反应发生情况见表 6-2。

表 6-1　不同性别副反应发生率($\times 10^5$)

性别	接种人次数	副反应数	发生率
男性	46026	33	
女性	44094	30	
合计	90120	63	

【思考题】

(1) 计算表 6-1 中副反应的发生率。

(2) 利用统计学方法分析不同性别间副反应的发生有何不同。

表 6-2 不同厂家流感裂解疫苗接种一般副反应情况($\times10^5$)

疫苗公司	接种人数	发热		局部红肿		皮疹		合计	
		人数	发生率	人数	发生率	人数	发生率	人数	发生率
史克	30101	6		4		2			
巴斯德	49215	11		6		3			
浙江	10804	8		6		2			
合计									

(3) 完成表 6-2 中的空白项。
(4) 利用统计学方法分析不同厂家间副反应的发生率有何不同。
(5) 分析副反应发生的可能原因。

练习 6-2

为了评价风疹减毒活疫苗的接种效果,某疾病预防控制机构选取 3 所风疹爆发的小学,对其学生进行应急接种 BRD Ⅱ 株风疹减毒活疫苗,2 周后仅个别发病;选择 2 所既往无风疹史小学的学生作对照组,结果见表 6-3。

表 6-3 风疹减毒活疫苗预防风疹效果

分组	接种人数	发病数	罹患率(%)	效果指数	保护率(%)
接种组	343	20			
对照组	431	119			

【思考题】

(1) 计算两组的罹患率,并比较是否存在差异。
(2) 计算 BRD Ⅱ 株风疹减毒活疫苗的效果指数和保护率。

练习 6-3

为了评估二十八烷醇在提高高原军事作业劳动能力中的作用。选择驻 3700 米高原 1 年以上的健康男性青年 38 名,采用双盲法随机分为实验组和对照组,每组各 19 名。实验组口服二十八烷醇胶囊(10 mg,1 次/天),连续服用 30 天;对照组服用安慰剂胶囊(淀粉 10 mg,1 次/天),连续服用 30 天。分别于服药前后测定受试者血红蛋白浓度,以及踏车运动前后的心率和血氧饱和度。服用二十八烷醇前后,实验组和对照组安静时、30W、60W、90W 运动时,心率变化见表 6-4;血氧饱和度变化见表 6-5;服用二十八烷醇前后,血红蛋白含量变化见表 6-6。

表 6-4 服药前后心率(次/分钟)测试结果

分组	时间	安静	30W	60W	90W
实验组($n=19$)	服药前	76.5±1.4	98.0±2.0	114.8±2.3	134.3±2.3
	服药后	69.8±1.4	91.2±1.9*	109.9±2.3	128.8±2.5*
对照组($n=19$)	服药前	77.9±2.7	98.1±2.8	115.3±2.5	133.1±2.5
	服药后	79.1±1.6	95.8±2.0	110.8±2.3	127.2±2.4

* 与同时间对照组比较,$P<0.05$。

表 6-5 服药前后血氧饱和度测试结果(%)

分组	时间	安静	30W	60W	90W
实验组(n=19)	服药前	92.9±0.3	91.4±0.4	90.8±0.3	89.8±0.4
	服药后	93.3±0.2	91.8±0.4	91.3±0.4	90.9±0.5*
对照组(n=19)	服药前	92.2±0.4	91.5±0.5	90.7±0.5	90.1±0.6
	服药后	92.3±0.4	90.9±0.4	90.7±0.4	90.2±0.5

*与同时间对照组比较,$P<0.05$。

表 6-6 服药前后血红蛋白浓度的变化

分组	n	血红蛋白浓度(mg/ml)	
		服药前	服药后
实验组	19	118.4±3.2	178.8±3.2*
对照组	19	117.6±2.1	176.5±1.5

*与同时间对照组比较,$P<0.05$。

【思考题】

(1) 此次研究采用的是何种设计类型?

(2) 对照组服用安慰剂胶囊的作用是什么?

(3) 服用二十八烷醇后,研究对象的心率、血氧饱和度及血红蛋白含量有何变化?

(4) 分析此次研究的可能结论。

练习 6-4

目前甲型 H1N1 流感疫苗有两种类型,一种是裂解灭活的肌内注射疫苗,另一种是鼻腔喷雾的减毒活疫苗。我国使用的就是肌内注射型不含佐剂灭活疫苗,接种对象主要是老年、婴幼儿、孕妇以及患有较严重的慢性基础疾患和接受免疫抑制剂治疗的病人。有报道称,甲型 H1N1 流感的罹患率为 20%~40%,根据我国发病情况甲型 H1N1 平均年发病率约为 0.35/10 万,接种人群异常反应发生率为 11/10 万。某市疾病预防控制中心拟在该市进行该疫苗的现场试验研究。

【思考题】

拟定一份甲型 H1N1 流感疫苗效果评价的设计计划,设计计划包括下列内容。

(1) 疫苗效果评价现场试验的目的及意义。

(2) 现场选择应遵循的原则。

(3) 如何选择研究人群、如何对人群进行分组。

(4) 实施的主要步骤。

(5) 选择何种指标进行效果评价。

(6) 实施过程中如何进行质量控制。

二、实践案例

案例 6-1 乙型肝炎基因工程疫苗免疫效果评价

1. 背景 目前,世界上已研究出多种乙肝基因工程疫苗并已在全球范围内使用,乙肝血源疫苗已被乙肝基因工程疫苗所代替。我国生产乙肝基因工程疫苗的历史较短，且各厂家的产品不尽相同，各不同品种的乙肝基因疫苗所产生的人体免疫学特点尚需深入研究，这对指导我国乙肝基因工程疫苗的深入研制、生产及乙肝防治策略的制定和完善具有重要的参考价值。

2. 目的　比较各种乙型肝炎基因工程疫苗的人体免疫学特点及免疫效果。

3. 对象　选择北京市6～10岁的小学生，用放射免疫法(RIA)法，筛选出HBsAg、抗-HBs、抗-HBc三项全阴性的715名小学生为研究对象，随机分配到各个免疫组。

4. 免疫及检测方法　各组均采用0、1、6月免疫程序，接种部位为上臂三角肌肌内注射(表6-7)。接种疫苗后，观察并记录被接种者的体温及局部、全身反应。首针免疫后3、7、12、24个月采血，血清-20℃保存。标本采用美国Abbott试剂，放射免疫法(RIA)检测抗-HBs。

表6-7　所用乙肝疫苗

生产厂家	疫苗种类	批号	μg/支	接种人数
日本熊本	酿酒酵母基因	Y-8D	5	50
法国巴斯德	哺乳动物细胞	T5155	10	30
美国(MSD)	酿酒酵母基因	490448	5	60
美国(Amgen)	酿酒酵母基因	225G-1	10	60
阿根廷	甲基营养型酵母	P10-V300-669	10	45
北京生研所	酿酒酵母基因	9312623	5	60
北京生研所	酿酒酵母基因	9312645	5	100
北京生研所	酿酒酵母基因	95041-1	5	30
北京生研所	牛痘毒重组	88-1	5	40
深圳康泰	酿酒酵母基因	940704-1	5	100
长春生研所	哺乳动物细胞	921101	10	40
长春生研所	哺乳动物细胞	921102	10	60
武汉生研所	血源疫苗	9203-1	10	30

5. 结果判定　采用改良Holliger公式，计算各疫苗免疫后不同时间的抗-HBs滴度(mU/ml)，以抗体滴度大于10mU/ml为阳转。

6. 结果　免疫72小时后观察，各种疫苗接种后局部及全身反应轻微，仅个别有低烧(<38℃)，24小时内消失。免疫后3个月(T3)、7个月(T7)、12个月(T12)、24个月(T24)抗-HBs阳转率见表6-8。

【思考题】

(1) 分析上述研究为何种类型，该研究有何特点。

(2) 根据上述资料，与国外产品相比，国产疫苗免后抗-HBs峰期出现的特点。

(3) 根据上述分析结果，评价国产各乙肝基因工程疫苗的总体免疫效果。

提示：

(1)从实验流行病学分类角度考虑。

(2)免疫后各个时点抗-HBs阳转率的情况分析。

(3)结合抗-HBs阳转率χ^2检验结果分析。

(王效军)

表 6-8　乙肝疫苗首针免疫后不同时间的抗-HBs阳转率及滴度(mU/ml)

疫苗 Vaccine	T3			T7			T 12			T 24		
	人数	阳性率(%)	GMT	人数	阳性率(%)	GMT	人数	阳性率(%)	GMT	人数	阳性率(%)	GMT
日本熊本	29/46	63.04	33.15	40/50	80.00	46.82	49/49	100.00	199.38	46/46	100.00	118.51
法国巴斯德	23/29	79.31	38.96	26/30	86.67	83.04	29/30	96.67	203.10	28/29	96.55	217.35
美国(MSD)	42/58	72.41	36.20	51/53	96.23	248.84	46/49	93.88	121.09	34/36	73.91	63.42
美国(Amgen)	41/57	71.93	57.01	50/53	94.34	240.20	49/52	94.23	324.29	47/52	90.38	124.38
阿根廷	28/39	71.79	71.22	41/41	100.00	167.96	—	—	—	—	—	—
北京生研所	39/56	69.64	56.90	50/53	94.34	155.78	51/55	94.44	110.35	31/55	56.40	75.17
北京生研所	74/106	69.81	48.97	90/100	90.00	133.56	85/96	88.54	122.41	52/72	72.22	70.01
北京生研所	15/24	62.50	60.48	16/17	94.12	209.87	22/25	88.00	91.23	12/22	54.55	87.01
深圳康泰	69/94	73.40	39.96	89/89	100.00	293.61	76/79	96.20	90.53	62/100	62.00	62.81
长春生研所	21/38	55.26	40.54	32/35	91.43	292.20	32/35	91.43	117.28	25/29	86.21	57.65
长春生研所	36/56	64.29	40.177	53/56	94.64	282.84	52/56	92.96	164.39	35/44	79.55	101.05
北京生研所	23/30	76.70	30.30	29/30	96.70	393.60	—	—	—	—	—	—
武汉生研所	25/27	92.59	92.18	27/27	100.00	365.56	27/27	100.00	459.48	28/29	96.55	225.89

实习 7　偏倚及其控制

【实习目的】

（1）掌握偏倚的常见类型以及偏倚的测量和控制方法。

（2）了解偏倚产生的原因。

【实习要点】

1. 偏倚概念的理解　偏倚是一种系统误差，在研究设计、实施、分析和推断过程中都有可能发生，导致结论与真实值之间的差异。

2. 偏倚的分类　根据偏倚产生的原因，可分为选择偏倚、信息偏倚和混杂偏倚三类。选择偏倚主要发生在研究的设计和抽样阶段及纵向研究的随访阶段；信息偏倚主要发生在资料收集、解释与发表阶段；混杂偏倚主要发生在研究的设计及资料的分析阶段。

3. 选择偏倚　是指选入的研究对象与没有被选入者特征上的差异所造成的系统误差。常见的选择偏倚有：入院率偏倚、新发病例和现患病例偏倚、检出症候偏倚、时间效应偏倚、领先时间偏倚等。

4. 信息偏倚　指在研究资料收集、整理、编码和分析过程中出现的系统误差。信息偏倚主要来自于研究者、参加对象和检测工具。常见的信息偏倚有：回忆偏倚、报告偏倚、调查者偏倚、调查工具引起的偏倚等。

5. 混杂偏倚　当研究暴露因素与疾病之间关系时，某个因素既与所研究的疾病有联系，又与暴露因素有联系，此因素的存在掩盖或夸大了暴露与疾病的联系，所带来的偏倚称为混杂偏倚。混杂控制方法：在设计阶段采用随机化分组、匹配和限制，在分析阶段采用分层分析、多因素分析和标准化。

一、基 础 练 习

练习 7-1

某研究机构采用病例对照研究方法对某市胃癌发病危险因素进行分析。分别选择人群监测发现的病例和住院病例进行研究，获得比值比（*OR*）值（表 7-1）。

【思考题】

（1）比较不同方法收集资料 *OR* 值的差异。

（2）可能由哪种偏倚导致 *OR* 值的差异？

（3）如何对上述结果进行解释？

表 7-1 某市胃癌危险因素病例对照研究 *OR* 值比较

危险因素	*OR*	
	人群监测资料	医院资料
吸烟	1.98	2.45
饮酒	2.79	1.47
喝茶	0.67	0.89

练习 7-2

某科研小组以病例对照研究方法探讨饮酒与高血压的关系。病例组为该市某医院就诊的高血压病人 488 人，对照组为随机样本 986 例。调查者使用同一调查量表，了解被调查对象过去饮酒情况，同时还调查年龄、性别、职业、体重指数（BMI = 体重/身高^2，kg/m^2）等指标。病例组采用当面询问其饮酒情况，而对照组采用信函调查的方法，结果见表 7-2。

表 7-2 饮酒与高血压之间的关系

饮酒史	病例组	对照组	合计
是	226	322	548
否	262	664	926
合计	488	986	1474

【思考题】

（1）计算χ^2、*OR*、*OR* 的 95%可信区间，计算结果说明了什么问题？

（2）该病例对照研究可能存在哪些偏倚？

（3）如何控制这些偏倚？

练习 7-3

关于苯作业工人与白血病关系的队列研究，暴露组为接触苯的工人，对照组为普通工人，结果发现两组发生白血病的患病率相似，认为接触苯与白血病发生无关。

【思考题】

（1）该结论是否正确？

（2）可能存在何种偏倚？

（3）如何控制这些偏倚？

练习 7-4

某科研机构开展食管癌病因的病例对照研究，共调查食管癌病人 435 例，人群对照 451 例，病例中有 107 例、对照中有 193 例不饮酒，获得资料见表 7-3；309 名病例及 208 例对照均为吸烟者，获得资料见表 7-4。

表 7-3 饮酒与食管癌关系的病例对照研究

饮酒史	病例组	对照组	合计
饮酒	328	258	586
不饮酒	107	193	300
合计	435	451	886

表 7-4 吸烟与食管癌关系的病例对照研究

吸烟史	病例组	对照组	合计
吸烟	309	208	517
不吸烟	126	243	369
合计	435	451	886

【思考题】

(1) 饮酒者患食管癌的相对危险度是多少？相对危险度95%可信限为多少？

(2) 食管癌与饮酒的联系在统计学上是否有意义？

(3) 饮酒与食管癌有因果关系吗？

(4) 吸烟者患食管癌的相对危险度为多少？相对危险度95%可信限为多少？

(5) 吸烟与食管癌有无联系？

(6) 吸烟与食管癌是否为因果关系？

(7) 在吸烟与食管癌的联系上,饮酒是不是一项混杂因素？为什么？

吸烟者中260名病例及156例对照为饮酒者;不吸烟者中68名病例与102例对照为饮酒者。

(8) 如何列表比较？

(9) 在饮酒与食管癌的联系上,吸烟是否为混杂因素？

(10) 排除吸烟影响后,饮酒的相对危险度有多少？其95%可信限为多少？

(11) 这样分析是否排除了吸烟的混杂作用？

(12) 请检查在吸烟与食管癌的联系上,饮酒是否为混杂因素？

二、实践案例

案例 7-1 夜灯与近视

小女孩Sonia 2岁以前夜晚单独睡一个房间,旁边是盏夜灯。夜里开着这盏夜灯很方便,父母可以随时从门口查看屋里的情况。可有一天,父亲在《自然》杂志看到Quinn等发表的一篇文章,其结论是2岁以前周围环境的夜灯是儿童近视发生的原因,其分析结果见表7-5。

表 7-5 夜灯与儿童近视的关系

	近视儿童	未近视儿童	合计
开夜灯	79	153	232
未开夜灯	17	155	172
合计	96	308	404

$$其现患率比 = \frac{79/232}{17/172} = 3.4, 95\%CI(2.1, 5.6)$$

于是父母关掉了房中的夜灯，Sonia 开始每天在屋子里抹黑蹒跚。后来父亲又在《自然》杂志看到了 Zadnik 和 Gwiazda 发表的两篇文章，解释夜灯与近视的发生并没有关联。父母的担心没有了，于是又把夜灯打开了。

【思考题】

（1）Quinn 发表的文章中，夜灯与儿童近视关系的结论正确吗？

（2）该结论可能会存在何种偏倚？

（3）控制这种偏倚的方法有哪些？

提示：推断疾病的病因是流行病学研究的重要任务之一，但有些研究由于存在混杂偏倚而得到错误的结论，因此分析混杂偏倚产生的可能原因对于正确判断疾病危险因素尤为重要。

（齐亚莉　胡志红　李　岩）

实习8　病因与因果推断

【实习目的】

(1) 掌握病因的概念及因果推断标准。

(2) 熟悉流行病学的病因研究过程。

【实习要点】

(1) 病因的概念。

(2) 统计关联与因果关联。

(3) 病因研究过程。

(4) 因果推断标准。

实 践 案 例

案例 8-1　慢性原因不明疾病的病因研究

20 世纪前半叶,世界上不少国家肺癌的发病率和死亡率均有增长,有些工业发达的国家肺癌的死亡率增长更快。接触肺癌病人的医师们根据经验,早就有这样的怀疑:"得肺癌的人中有吸烟者为多的倾向",但肺癌病人也有不吸烟的,不吸烟者也有患肺癌的,吸烟与肺癌两者究竟有无因果联系?众多学者对肺癌死亡率与吸烟的关系进行了研究,部分研究结果总结见图 8-1。

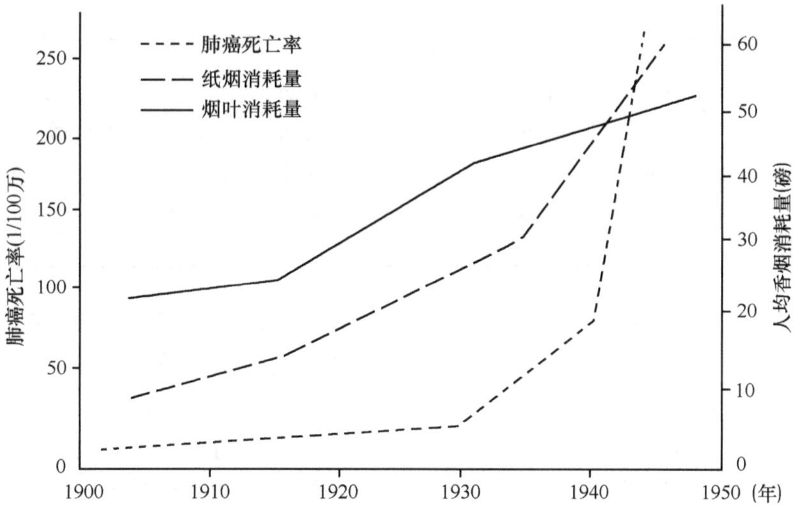

图 8-1　1900~1950 年肺癌死亡率和烟叶、纸烟消耗量

资料 1　肺癌死亡的人间分布:男性肺癌死亡率高于女性数倍。肺癌死亡率的时间分布:在 20 世纪显著增加。肺癌死亡率的地区分布:一般城市死亡率高于农村。1900 年至

1950 年间某国肺癌死亡率与烟叶和纸烟消费量之间关系的研究结果见图 8-1。

资料 2 Doll 和 Hill 进行如下比较研究，结果表明肺癌病人比对照者吸烟多，吸烟量大。这些结果先后在其他国家和地区的多次同类研究中得到印证，部分结果摘录见表 8-1、表 8-2、表 8-3 和图 8-2。

表 8-1 肺癌病人和非癌症对照病人吸烟与不吸烟的比例

性别	分组	调查人数	吸烟人数	不吸烟人数
男	肺癌组	649	647	2
	对照组	649	622	27
女	肺癌组	60	41	19
	对照组	60	28	32

注：男女不吸烟率均为对照组显著高于肺癌组，$P<0.05$。

表 8-2 肺癌病人和对照病人在病前 10 年内平均每日吸烟量

性别	分组	总人数	平均每日吸烟支数					
			不吸烟人数（%）	<5（%）	5～（%）	15～（%）	25～（%）	≥50（%）
男	肺癌病人	1357	7(0.5)	55(4.0)	489(36.0)	475(35.0)	293(21.6)	38(2.8)
	对照病人	1357	61(4.5)	129(9.5)	570(42.0)	431(31.8)	154(11.3)	12(0.9)
女	肺癌病人	108	40(37.0)	16(14.8)	24(22.2)	14(13.0)	14(13.0)	0(0.0)
	对照病人	108	59(54.6)	25(23.1)	18(16.7)	6(5.6)	0(0.0)	0(0.0)

注：分男女对病例组和对照组的吸烟量分布进行显著性检验，其 P 值均小于 0.01。

表 8-3 肺癌病人各年龄组 10 年内平均每日吸烟叶量与每年肺癌期望死亡率(‰)

性别	年龄	10 年内平均每日吸烟量						调查人数
		不吸烟	<5	5～	15～	25～	≥50	
男	25～	0.00	0.03	0.13	0.12	0.17	0.52	61
	45～	0.14	0.59	1.35	1.67	2.95	4.74	539
	65～74	0.00	2.38	2.66	3.88	6.95	10.24	130
女	25～	0.01	0.04	0.03	0.13	—	—	9
	45～	0.09	0.06	0.34	1.19	—	—	39
	65～74	0.32	0.70	0.59	2.37	—	—	13

资料 3 为了进一步证实纸烟的致癌作用，不少学者作了大量的实验室研究。他们将纸烟的烟雾浓缩物涂在动物皮上、作用于支气管黏膜、注射到皮下或肺内均可成功地致癌，也有使小白鼠吸入纸烟的烟雾而发生肺癌的报道。但有人对这种实验结果持异议，认为：其癌细胞的种类与人肺癌不一样；试验用小白鼠，其种系本身就容易发生这种癌。此外，从纸烟的烟雾中检出了具有直接致癌作用的苯并芘类的煤焦油系致癌化学物质，但苯并芘类致癌物在熏烤食品中的含量也不低。

资料 4 大量的队列研究进一步得出了有价值的结果，如 Doll 和 Hill 于 1951 年着手进行前瞻性队列研究，追踪观察了 20 年之久，并进行了多次阶段小结（1954 年、1956 年、1964 年、1976 年）。其中他们于 1951 年 11 月函访了 59 600 位医生，要求其提供吸烟的详细情况，得到

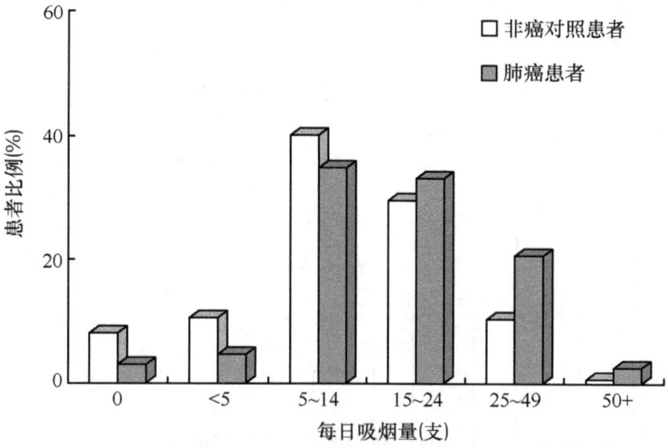

图 8-2　肺癌病人和对照病人在病前 10 年内平均每日吸烟量

了 40 701 位医生的答复,追踪观察了 4 年多,发现吸烟者肺癌死亡率为 0.9‰,不吸烟者为 0.07‰,相对危险度为 12.86(0.9/0.07)。每日吸烟 25 支以上者,死亡率为 1.66‰,与不吸烟者相比,相对危险度为 23.71(1.66/0.07)。每日吸烟量在 35 支以上者,死亡率高达 3.15‰,相对危险度为 45.00(3.15/0.07)。另外一些研究结果摘录见表 8-4 和图 8-3。

表 8-4　各年龄组每年每 1000 人口肺癌死亡率(人数)与吸烟量的关系

年龄	不吸烟	每日吸烟量		
		1～14	15～24	≥25
35～44	0.05 (1)	0.07 (1)	0.00 (0)	0.11 (1)
45～54	0.00 (0)	0.31 (3)	0.62 (9)	0.75 (8)
55～64	0.00 (0)	0.48 (3)	2.31 (20)	3.88 (26)
65～74	0.00 (0)	2.69 (9)	5.16 (17)	6.48 (14)
75～	1.11 (2)	2.68 (6)	7.27 (8)	16.33 (8)
合计	0.07 (3)	0.57 (22)	1.39 (54)	2.27 (57)

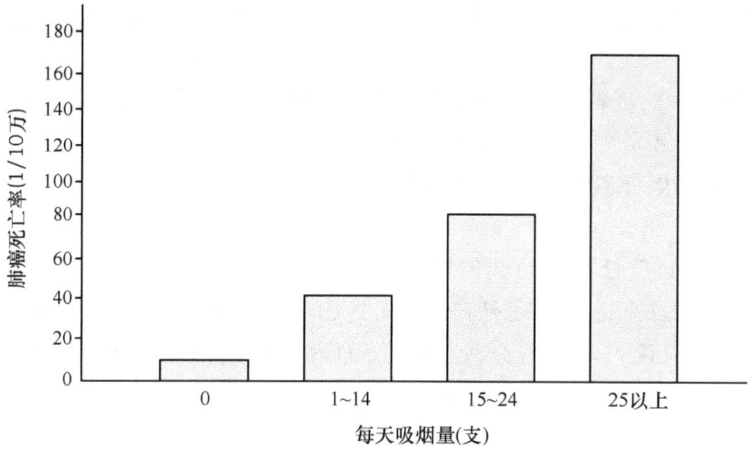

图 8-3　吸烟及不吸烟者的肺癌标化死亡率(男性,35 岁以上)

资料 5 Doll 和 Hill 在进行队列研究过程中，长达 20 年的随访观察发现戒烟者肺癌死亡率较持续吸烟者肺癌死亡率低，随着戒烟时间延长，肺癌死亡率也随之下降，但并不能恢复到不吸烟人群的水平，而是逐步下降，速度越来越慢(图 8-4)。

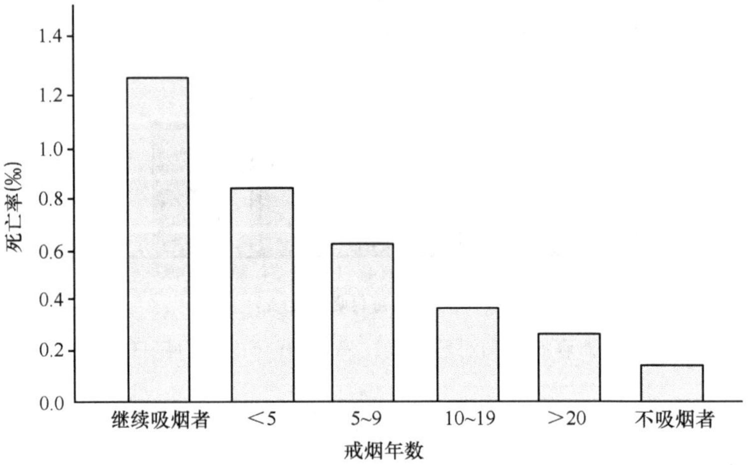

图 8-4 吸烟者戒烟后不同时间的肺癌死亡率(男性，标准年龄)

到 1964 年为止，不同时间、地点和对象的 29 项病例对照研究中 28 项，和 7 项队列研究的全部都显示出吸烟与肺癌的相关。

【思考题】

(1) 如果目前还没有有关吸烟与肺癌关系的研究证据，将从哪方面着手，采用什么研究方法获取证据？请说明理由。

(2) 请在上述资料中找到能获取初步证据的结果，说明这类结果的研究方法及该类证据的应用价值。

(3) 从资料 2 中，研究者希望获取哪些方面的证据？根据现有的资料，能对吸烟与肺癌的关系作出结论吗？若不能，请说明这种研究方法最主要的缺陷是什么，以及在病因推断中的应用价值。

(4) 请评价资料 3 在本次病因研究中的作用？能否就本题进行人群实验研究？为什么？

(5) 试比较资料 1、资料 2 和资料 4 的内容，说明这些证据在病因推断中的作用。

(6) 比较资料 4 和资料 5 研究方法的异同，并说明这两种方法的作用。

(7) 根据疾病因果评判标准对本课题所提供资料进行综合评价。

提示：

(1)在原因不明的慢性疾病的病因研究中，临床医师的怀疑可提供初步的病因线索，作为流行病学研究人员应先进行描述性研究(收集已有资料或进行现场调查了解疾病的三间分布特征，提出病因假设)，再进行分析性研究(包括病例对照研究和队列研究等，进一步验证病因假设)。由于医德等原因，不能进行人群实验，但可收集自然实验的资料，作为判断因果关系的强有力证据。

(2)结合疾病因果推断的 5 条标准来综合分析，即：关联的时间顺序；关联的强度；关联的重复性；关联的合理性；研究设计的因果论证强度。

案例 8-2　晶状体后纤维增生症病因研究

20 世纪 40 年代初，在美国一些城市发生一种原因不明疾病称晶状体后纤维增生症(retrolental fibroplasia，RLF)。这是早产儿出生后不久发生的疾病，其主要病变是晶状体后发生纤维组织增生与粘连，以致成为儿童失明的主要原因之一，经过流行病学研究证明了该病的病因。经采取措施后，由该因素引起本病的病例已很少见，以下是研究的方法与结果。

资料 1

(1) 地理分布：本病最早发现于美国波士顿，不久其他一些大城市如纽约、芝加哥等也有报道，后来在加拿大、英国、法国、瑞典、荷兰、西班牙、瑞士、意大利、以色列、古巴、澳大利亚和南非等国均有病例报道，其中以英、法、瑞典、澳大利亚病例较多。病例呈散发性特点。

(2) 人群分布：本病绝大多数在早产儿中发生，与出生时体重有关，体重愈轻或胎龄愈小，发病率愈高，但未见性别差异。在美国报道，白人比黑人患 RLF 更常见，如收治白人的普罗维登斯产科医院等早产儿中有 30%～40%患 RLF，在一些城市的私人医院的白人产妇中，婴儿患 RLF 者也较多，但慈善医院早产儿数目最多，其中 70%是黑人，却无病例报道。

(3) 产妇的经济条件或医院的医疗条件与本病有关：RLF 多发生在医疗设施较好的医院，如一所无 RLF 病例的慈善医院，95%的产妇是来自贫困家庭，而芝加哥大学附属医院自费入院的病人中早产儿 RLF 的发病率为 30%～40%。

(4) 时间分布：开始本病未引起医生的注意，当眼科医生注意到本病时，病例数明显上升。

资料 2　某医师进行如下研究，选择经证实的有后遗症损害的 RLF 病人为病例组，对照为正常婴儿。研究结果发现：早产儿与母亲的下列因素无意义，如年龄、Rh 型、分娩情况、X 线、镇痛和麻醉剂、感染或早产等。早产儿与下列因素无意义，如一胎或多胎、性别、有无先天畸形、白细胞计数、X 线、输血等。有意义的是护理情况、平均护理天数、在暖箱平均天数、平均输氧天数，RLF 患儿均高于正常婴儿，而更多的 RLF 婴儿输氧尤为突出。

资料 3　根据资料 1 和资料 2，提出了重要病因线索，即 RLF 与输高浓度的氧有关，当时有钱的人家早产儿均住在设备好的医院，有输氧护理，而穷人家的早产儿住慈善医院，只限有发绀的婴儿才能使用输氧护理，因当时住院情况均记录在案，即暴露高浓度氧的情况以后出现 RLF，也有确诊依据(表 8-5)。

表 8-5　输氧与晶状体后纤维增生症关系

组别	观察人数	发病人数	发病率(%)
暴露组	123	23	18.69
未暴露组	58	4	6.89

相对危险度为 2.71，特异危险度为 11.8，特异危险度的百分比为 63.14%。以上说明在早产儿中应用高浓度氧气与 RLF 发病有关。

资料 4　20 世纪 50 年代初，一些学者进一步研究了氧气的应用与 RLF 发病的因果关系，他们将出生体重在3.5磅以下的婴儿按入院顺序交替分为两组，第一组给65%～70%氧气4～7周；第二组给40%氧气2周，其他治疗与护理完全相同，并追踪观察其RLF发生情况，其结果第一组发生RLF显著高于第二组，且病情加重（表8-6和表8-7）。后来有些学者应用动物模型试验亦证明了两者之间的因果关系。

表8-6　不同浓度的氧气治疗与RLF关系

组别	婴儿数	发病数	发病率(%)
第一组	28	17	60.71
第二组	37	6	16.21

注：$RR=3.75$，$AR=44.5$，$AR\%=73.30\%$。

表8-7　两组病例的轻重程度

组别	病例数	RLF病的程度			
		轻	中	重	失明
第一组	17	3	7	2	5
第二组	6	4	2	0	0

【思考题】

（1）资料1属于何种类型的流行病学研究？根据资料1的结果，可以得到哪些初步的病因线索？若希望进一步验证病因假设，应进一步开展什么类型的研究？

（2）资料2属于何种类型的流行病学研究？该研究结果有什么启示？资料2提供的证据是否能确定输高浓度的氧是RLF的病因？为什么？下一步应做哪些工作或补充哪些研究证据？

（3）资料3属于何种类型的流行病学研究？资料3的研究与资料2有何区别？说明它们在病因推断中的作用。

（4）资料4属于何种类型的流行病学研究？该研究提供的证据在病因推断中的作用？

（5）根据疾病因果评判标准对本课题所提供资料进行综合评价。

提示：对于不明原因疾病的病因研究，首先应收集有关疾病分布的资料，对疾病的频率分布进行综合描述，以期得出初步病因线索，为进一步开展深入的调查指明方向。

案例8-3　反应停与短肢畸形

在1959～1961年间，西欧国家，特别是原西德与英国新生儿患短肢畸形明显增加，成为一次先天性畸形流行。估计病例高达万例，遗留数千残疾儿童是一次灾难性事件。病例主要表现为四肢长骨多处缺损，包括肢体缩短或完全缺少。有缺臂、缺腿，包括指、趾畸形，还能引起无耳、无眼、缺肾、缺胆囊、肛门闭锁及心脏畸形等，并有面神经麻痹或者由于内耳缺损导致耳聋。现将短肢畸形的流行病学研究概述如下。

资料1　1960年，有临床医生陆续发现欧洲新生儿畸形率异常升高，这些产下的畸形婴儿患有一种少见（在正常怀孕妇女发生率是大约1/400万）的叫海豹肢症，四肢发育不全，短得就像海豹的四个鳍足。1961年11月，一个德国医生Lenz发现至少50%的这些出生后有问题的孩子的母亲都在怀孕前3个月服用过反应停。他发出警告，提醒反应停可能会导致畸形。1961年12月2日的《柳叶刀》杂志刊登的Hayman给编辑的信，报告了他们收到有关反应停对怀孕早期胚胎可能会产生有害影响的报道。同年12月16日，该杂志又刊登了McBride的信，信中指出一般新生儿中约有1.5%发生畸形，但他在近几个月内发现服用过反应停的孕妇所生的婴儿患多种畸形的发生率高达20%。其后，一些杂志连续发表了有关这方面的报道。1962年，Lenz和Knapp报道了这种短肢畸形与反应停的关系。他们指出，在1961年德国和一些其他国家发现先天性畸形特别是短肢畸形明显增加。在汉堡，其发生率为全部新生儿的0.17%。回顾性询问患儿母亲，多有服用过反应停或含反应停成分的药物史。有1/2病例只有手臂缺陷，1/4有手臂和腿缺损，有1/6无耳。怀孕后27～40天内服药最危险。他们认为反应停是其病因。

资料2　有学者发现，不同的国家发生短肢畸形病例数与反应停销售量有相关关系。从表8-8中可以看到在原西德和英国反应停的销售量大，而造成本病的发病数亦多。

表8-8　反应停销售量与短肢畸形病例的地区分布

国家	反应停的销售量(kg)	短肢畸形病例数
奥地利	207	8
比利时	258	26
英国	5769	349
荷兰	140	25
挪威	60	11
葡萄牙	37	2
瑞士	113	6
原西德	30099	5000
美国	25	17

反应停的销售量与短肢畸形在时间分布上亦有密切联系。Davis和Dobbling提供了这方面的资料(图8-5)，在原西德反应停从1959年开始在市场上销售，1960年销售量迅速上升。1960年底和1961年初这种短肢畸形病例亦随之上升。两条曲线相隔三个季度，故反应停销售量曲线正与这些病例的母亲怀孕期相吻合。1961年12月，反应停已从原西德市场撤回，反应停停止出售后，1962年下半年以后出生的儿童便很少发生这种畸形。

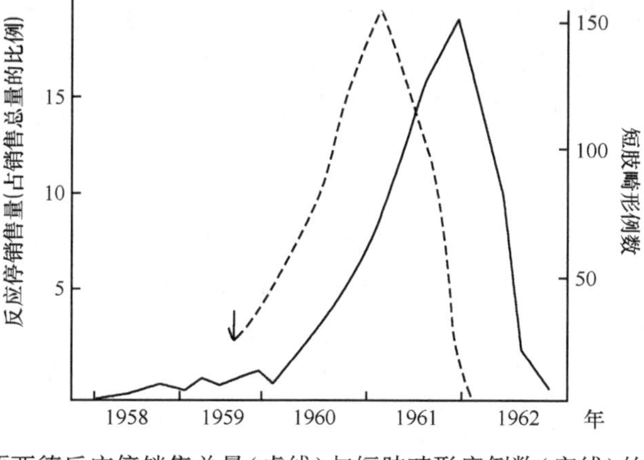

图8-5　原西德反应停销售总量(虚线)与短肢畸形病例数(实线)的时间分布

资料 3 Weicker 等在 1962 年报道了他们的回顾性研究。他们调查了 50 个病例的母亲和 90 个健康婴儿的母亲。发现病例的母亲年龄比对照者为大。病例死亡率增高,有较多的流产与死产。病例的母亲是医师、教师和工程师等比对照者多。在分析病因方面,排除了放射线、避孕药、堕胎药、去污剂等因素,只有反应停有意义,结果见表 8-9。

表 8-9 反应停与短肢畸形的回顾性研究

服用反应停史	病例的母亲	健康婴儿的母亲
有	12	2
无	38	88
合计	50	90
有服用反应停史的比例(%)	24.0	2.2

资料 4 McBride 等在 1963 年报道了一次前瞻性观察,某妇产科曾在孕妇中应用反应停,当反应停被怀疑有致畸作用后,他们立即进行了前瞻性观察,结果见表 8-10。服用反应停者发生短肢畸形的相对危险性为 175,其特异危险性为 41.76%。

表 8-10 反应停与短肢畸形的前瞻性观察

分组	儿童数			肢体缺陷发病率(%)
	有肢体缺陷者	无肢体缺陷者	共计	
怀孕后 8 周内有服用反应停史者	10	14	24	42
早期无服用反应停史者	51	21434	21485	0.24

注:RR=42.00%÷0.24% = 175,AR =42.00% −0.24% = 41.76%。

资料 5 反应停灾难发生后,一些学者进行了动物实验研究,实验结果表明反应停有明显的致畸作用,而且显示有明显的种属特异性。最初,一些学者应用大鼠做试验,未能产生畸形,但在小鼠某些品系,在妊娠 8~16 天期间给药能导致典型肢体畸形。Bignami 报道大鼠在怀孕第 12 天时反应停是敏感的,Leck 报道用猴子做试验,诱发的猴子畸形综合征与人类相似。

早在 1956 年,Smith 和 Frenck 即发现反应停使用很高的剂量(成人的推荐量的 50 到 650 倍)对小鼠也没有中枢镇静作用,之后的动物毒理学研究显示,反应停主要对早期妇女有强烈的致畸作用,对灵长类动物如猴子也有很强的致畸性,对大鼠、小鼠和豚鼠则无致畸作用,但是对兔有明显的致畸作用。因此,对来自动物实验的结果必须小心地解释,并且慎重地推导到人类。

目前,反应停的致畸机制仍是一个科学之谜。一些研究显示,直接导致胎儿发育异常的并非反应停分子本身,而是 S 型异构体机经过体内酶催化代谢的毒性产物,噬齿类动物体内没有相应的酶存在,所以在以大鼠为实验对象的毒性试验中,反应停并没有显示出致畸性。但是,并未在体里成功分离到这种所谓的关键毒性代谢产物。反应停的体内代谢与水解产物有上百种,它们的毒理作用还不清楚。反应停也可能在体里形成对细胞有损害作用的自由基,也有研究显示,反应停分子本身就是罪魁祸首。它能在动物身上抑制新血管的增生,而这对器官的形成很重要。

【思考题】

（1）对于不明原因疾病的病因研究应首先开展哪些工作？资料1的内容给予什么启示？若希望进一步验证病因假设,应进一步开展什么类型的研究？

（2）资料2属于何种类型的流行病学研究？这类研究有何缺点？可以根据资料2提供的证据是否能确证反应停是短肢畸形的病因？为什么？下一步应做哪些工作或补充哪些研究证据？

（3）资料3和资料4各属于何种类型的流行病学研究？两研究有何区别？说明它们在病因推断中的作用。

（4）资料5在病因推断中的作用是什么？

（5）根据疾病因果评判标准对本实习所提供资料进行综合性评价。

（黄志刚）

实习 9　筛检试验评价

【实习目的】

（1）掌握筛检试验的评价指标及其计算方法。

（2）熟悉各项指标间的相互关系和筛检的策略。

【实习要点】

（1）筛检试验真实性的评价指标。

（2）筛检试验可靠性的评价指标。

（3）预测值的计算。

（4）提高筛检试验收益的方法。

（5）串联试验和并联试验的特点及其应用。

一、基础练习

练习 9-1

某医师在沿江农村用皮肤试验来筛检肝血吸虫病，试验结果见表 9-1。

表 9-1　皮肤试验筛检肝血吸虫病的结果

试验	肝血吸虫病		合计
	有	无	
阳性	117	53	170
阴性	8	312	320
合计	125	365	490

【思考题】

（1）筛检试验的灵敏度、特异度、正确指数是多少？

（2）筛检试验的假阳性和假阴性例数各有多少？

（3）筛检阳性率是多少？由该筛检试验计算的人群患病率是多少？

练习 9-2

两位儿科医生分别用两种方法检测儿童链球菌感染。甲医生所用检测方法灵敏度为 90%，特异度为 96%；乙医生采用一种新的检测方法，灵敏度和特异度均为 96%。如果对 200 位患儿进行两种方法的检测。

【思考题】

下列哪项说法正确？说明理由。

（1）甲医生比乙医生能发现更多的链球菌感染者。

(2) 甲医生比乙医生发现的链球菌感染者少。

(3) 甲医生比乙医生能发现更多的未感染者。

(4) 要有链球菌感染率才能知道哪位医生发现更多的链球菌感染者。

练习 9-3

某医生对140例糖尿病病人及1020例正常人进行口服葡萄糖2小时后血糖试验,若以血糖水平≥6.1mmol/L为筛检阳性界值,结果见表9-2。

表9-2 140例糖尿病病人与1020例正常人的血糖试验结果

筛检试验	标准		合计
	病人	正常人	
阳性	124	324	448
阴性	16	696	712
合计	140	1020	1160

【思考题】

(1) 计算该筛检试验的灵敏度和特异度。

(2) 当筛检试验阳性分界点降低为5.8mmol/L时,筛检结果阳性为652人,其中有526人属于正常人组,试用此分界点水平计算该试验的灵敏度和特异度。

(3) 降低筛检的分界点对假阳性和假阴性的影响如何?

(4) 如果将阳性分界点定在7.0mmol/L,上述指标又会有什么变化?

练习 9-4

某筛检方法灵敏度和特异度均为50%,在患病率为20%的1000人群中进行筛检,得阳性预测值为20%。

【思考题】

(1) 如果把方法的灵敏度提高到90%,特异度不变,在同样人群中进行筛检的阳性预测值为多少?

(2) 如果把方法的特异度提高到90%,灵敏度不变,在同样人群中进行筛检的阳性预测值又为多少?

(3) 请比较(1)和(2)的结果并作分析。

练习 9-5

有人用红外扫描和X线摄片两种方法在一批妇女中筛检乳腺癌,试验结果见表9-3。

表9-3 两种方法筛检乳腺癌的结果

试验结果		乳腺癌	
红外扫描	X线摄片	有	无
+	+	44	26
+	−	5	9

续表

试验结果		乳腺癌	
红外扫描	X 线摄片	有	无
-	+	26	22
-	-	6	2546
合计		81	2603

【思考题】

(1) 根据上表提供的数据,通过计算完成表 9-4。

表 9-4 不同方法筛检乳腺癌时的相应指标(%)

	灵敏度	特异度	阳性预测值	阴性预测值
单用红外扫描				
单用 X 线摄片				
并联试验				
串联试验				

(2) 请总结一下并联试验和串联试验的效应。

(3) 用联合试验在妇女中筛检乳腺癌,应该采用并联试验还是串联试验? 为什么?

练习 9-6

某社区的人口为 5 万人,现拟用血糖试验来筛检糖尿病,不同的筛检标准及其准确性见表 9-5。

表 9-5 血糖试验不同筛检标准的准确性

筛检标准(g/L)	灵敏度(%)	特异度(%)
≥1.3	81.4	82.4
≥1.8	50.0	99.8

【思考题】

(1) 按下面 3 种情况,分别列出四格表,计算真阳性、假阳性、真阴性、假阴性例数,填入表中,并计算预测值。

1) 社区患病率为 1.0%,筛检标准为≥1.3g/L。

2) 社区患病率为 1.0%,筛检标准为≥1.8g/L。

3) 社区患病率为 2.0%,筛检标准为≥1.8g/L。

(2) 通过本课题的学习,试总结各项指标间的相互关系。

二、实践案例

案例 9-1

通过检测血清中的甲胎蛋白(AFP)、铁蛋白(SF)或谷氨酰转移酶Ⅱ(GST-Ⅱ),可以用来诊断肝癌。表9-6列出了这三种方法的准确性。

表9-6 不同方法诊断肝癌的准确性

诊断方法	灵敏度(%)	特异度(%)
AFP	59.8	92.5
SF	80.8	50.0
GST-Ⅱ	90.9	97.1

【思考题】

(1) 如果要在人群中筛检肝癌,用这三种方法中的哪种收益将会最大?

(2) 如果某社区有50万人口,肝癌的患病率为20/10万,在该社区用GST-Ⅱ来筛检肝癌时,会造成多少假阳性?阳性预测值是多少?它表示什么?

(3) 通过本课题的学习得到什么启示?

提示:在人群患病率一定时,筛检的收益取决于试验的灵敏度和特异度。

案例9-2

临床上前列腺癌的检测方法之一是直肠指检,若触及不规则结节样变或硬块则直肠指检为"阳性"。张医生是一位市级医院的泌尿科专家,他收集了近年来治疗的300名因尿路阻塞症状入院的男性病人的直肠指检和随后的组织活检结果,所有直肠指检都是在不知道活检结果下进行的。假定活检结果可以完全确诊前列腺癌,表9-7是两种方法比较的结果。

表9-7 两种方法筛检前列腺癌的结果

直肠检查	活检结果		合计
	前列腺癌	非前列腺癌	
阳性	48	25	73
阴性	21	206	227
合计	69	231	300

【思考题】

(1) 直肠指检在这些病人中应用的灵敏度、特异度是多少?

(2) 在这些病人中直肠指检的阳性预测值、阴性预测值是多少?

(3) 小李是一位基层保健医院的医生,他考虑对前来就诊的病人中所有50岁以上的男性,不管有无症状,均进行一年一次的直肠指检。小李查阅文献,估计50岁以上的男性前列腺癌患病率为0.5%。假设小李进行的直肠指检的灵敏度、特异度同张医生相同,请问小李检查阳性的病人中有多少比例为真正的前列腺癌病人?这一比例跟市级医院张医生的结果相比是高还是低?并请分析原因。

提示:筛检的收益通常用阳性预测值来衡量,它又取决于试验的特异度和人群的患病率,而后者的影响要大得多。在一个患病率很低的人群中进行筛检时,由于阳性预测值很低,会产生大量的假阳性。此时即使不考虑经济成本,这种筛检也是没有意义的。

案例9-3

筛检试验常常是分阶段、分步骤进行的。第一步往往采用价廉、方便、容易被大家所接受的方法,该步检查阳性的人再作下一步检查;第二步的检测方法往往昂贵,有时还会有一定的伤害性,但也具有更高的灵敏度和特异度,该步检测阳性的人最终被判为阳性,两步检测中阴性的人(第一步检测阴性者与第二步检测阴性者之和)都判为阴性。这样计算的灵敏度称为净灵敏度(net sensitivity),特异度称为净特异度(net specificity)。

假定在 10 000 人中进行糖尿病的筛检,估计该人群糖尿病的患病率为 5%。

【思考题】

(1) 第一步进行血糖水平检测,方法灵敏度为 70%,特异度为 80%,请列出血糖试验的四格表。

(2) 血糖试验阳性者再进行葡萄糖耐量试验检查,该方法的灵敏度为 90%,特异度为 90%,请列出糖耐量试验的四格表。

(3) 请计算净灵敏度和净特异度。

(黄志刚)

实习 10 疾病监测

【实习目的】

（1）掌握疾病检测的概念、疾病检测的种类。

（2）熟悉疾病检测的内容、疾病检测的方法。

（3）了解疾病监测系统。

【实习要点】

（1）疾病监测是预防和控制疾病的重要对策，也是具体的重要措施，指长期、连续、系统地收集疾病的动态分布及其影响因素的资料，经过分析将信息上报和反馈，传达给所有应当知道的人，以便及时采取干预措施并评价其效果。

（2）疾病监测种类包括传染病监测、非传染病监测和危险因素监测等。

（3）疾病监测内容包括资料收集、整理分析及信息反馈等。

（4）疾病监测方法有被动监测、主动监测和哨点监测等。

（5）疾病监测系统包括法定监测系统、以医院为基础的监测系统和以实验室为基础的监测系统等。

一、基础练习

练习 10-1

来自某市所属 13 个区（县、市）自 1973 年到 2002 年这 30 年间的全部法定传染病疫情报告资料，共报道甲、乙两类 24 种传染病，丙类传染病未列入报道范围，表 10-1 是该市 1973～2002 年发病与死亡情况总表。2003 年以后实现了网络直报，淋病、梅毒 1989 年列入乙类传染病。淋病 1987 年就开始出现报道病例，梅毒 1992 年出现报道病例；肺结核 1995 年列入法定报道范围；其余传染病自 1972 年就属于法定报道范围。表 10-2 是该市 1973～2002 年白喉、流脑、百日咳等 9 种传染病分病种的发病率。

表 10-1 某市（L 市）1973～2002 年发病与死亡情况

年份	总人口	发病数	发病率（1/10 万）	死亡数	死亡率（1/10 万）
1973	2 284 038	36 425	1594.76	256	11.21
1974	2 328 927	15 457	663.70	98	4.21
1975	2 378 020	26 175	1100.71	258	10.85
1976	2 413 913	31 055	1286.50	197	8.16
1977	2 439 373	48 707	1996.70	288	11.81
1978	2 460 454	18 307	744.05	90	3.66
1979	2 482 946	6434	259.13	68	2.74
1980	2 506 194	3115	124.29	23	0.92
1981	2 538 432	6273	247.12	37	1.46

续表

年份	总人口	发病数	发病率(1/10万)	死亡数	死亡率(1/10万)
1982	2 588 955	3370	130.17	19	0.73
1983	2 619 504	2769	105.71	10	0.38
1984	2 652 364	2097	79.06	18	0.68
1985	2 688 613	3217	119.65	9	0.33
1986	2 726 144	4637	170.09	13	0.48
1987	2 770 275	3021	109.05	22	0.79
1988	2 818 862	1745	61.90	34	1.21
1989	2 861 511	2588	90.44	23	0.80
1990	2 982 072	2428	81.4	19	0.64
1991	3 026 126	3372	111.43	10	0.33
1992	3 073 672	2903	94.45	11	0.36
1993	3 111 182	1829	58.79	2	0.06
1994	3 155 255	3309	104.87	13	0.41
1995	3 200 235	3398	106.18	3	0.09
1996	3 243 523	2505	77.23	4	0.12
1997	3 280 752	2881	87.82	4	0.12
1998	3 304 249	2909	88.04	7	0.21
1999	3 345 399	2741	81.93	3	0.09
2000	3 381 600	2304	68.13	1	0.03
2001	3 413 800	2514	73.64	1	0.03
2002	3 442 500	2455	71.31	3	0.09
合计	87 760 913	259 533	295.73	1620	1.85

表 10-2 某市 1973~2002 年法定报告传染病分病种发病率(1/10万)

年份	白喉	流脑	百日咳	猩红热	麻疹	痢疾	脊质	淋病	肺结核
1973	0.18	4.86	374.73	19.09	686.68	482.48	2.19	0.00	0.00
1974	0.00	4.85	217.78	22.50	70.25	322.51	0.17	0.00	0.00
1975	0.00	5.09	85.95	13.58	15.98	942.30	0.50	0.00	0.00
1976	0.00	7.50	209.87	9.07	245.08	790.67	0.08	0.00	0.00
1977	0.00	13.12	158.93	5.41	631.80	1168.01	0.20	0.00	0.00
1978	0.08	13.66	52.51	4.96	39.22	595.91	0.24	0.00	0.00
1979	0.00	16.75	42.61	3.54	52.32	131.30	0.00	0.00	0.00
1980	0.00	6.82	7.34	3.27	10.02	87.90	0.00	0.00	0.00
1981	0.00	3.15	8.12	1.62	86.67	130.47	0.51	0.00	0.00
1982	0.00	1.31	4.44	1.78	34.53	68.56	1.66	0.00	0.00
1983	0.00	1.64	6.26	1.41	24.20	56.31	0.00	0.00	0.00
1984	0.30	1.46	1.43	1.22	0.57	48.83	0.00	0.00	0.00

续表

年份	白喉	流脑	百日咳	猩红热	麻疹	痢疾	脊质	淋病	肺结核
1985	0.97	2.05	0.97	6.21	2.42	89.39	0.00	0.00	0.00
1986	0.00	3.78	1.10	0.33	15.08	101.28	0.00	0.00	0.00
1987	0.00	1.70	0.72	1.23	1.26	65.66	0.00	0.07	0.00
1988	0.00	0.61	1.03	1.17	5.61	34.35	0.00	0.00	0.00
1989	0.00	0.31	2.24	0.17	6.36	53.68	0.03	0.10	0.00
1990	0.00	0.13	2.48	0.27	8.82	35.34	0.00	0.00	0.00
1991	0.00	0.36	1.62	0.46	1.49	49.20	0.69	0.17	0.00
1992	0.00	0.29	0.36	0.23	5.99	28.08	0.00	0.33	0.00
1993	0.00	0.51	2.09	0.26	4.40	22.11	0.03	1.19	0.00
1994	0.00	0.29	0.57	0.13	4.18	67.86	0.03	1.11	0.00
1995	0.00	0.50	0.31	0.19	2.72	57.09	0.00	0.53	0.00
1996	0.00	0.19	0.28	0.53	2.43	29.50	0.00	0.37	3.02
1997	0.00	0.27	0.21	1.31	8.90	39.08	0.00	1.65	8.50
1998	0.00	0.15	3.87	0.45	2.94	35.86	0.00	3.54	13.16
1999	0.00	0.18	0.66	0.81	2.54	27.89	0.00	4.99	13.99
2000	0.00	0.12	0.35	0.62	0.27	23.86	0.00	3.34	10.53
2001	0.00	0.03	2.87	0.26	4.19	20.91	0.00	2.81	13.45
2002	0.00	0.06	1.34	0.58	1.92	16.50	0.00	1.45	15.45

报告方式是通过全国法定传染病疫情报告系统依法报道，即由医疗单位业务人员填写传染病报道卡片，村、乡两级逐级上报至区（县）疾病预防控制中心。区（县）疾病预防控制中心每日将收到的传染病报告卡片分类登记，剔除重报、错报，按时向市疾病预防控制中心作旬、月报告。市疾病预防控制中心按时向省疾病预防控制中心作旬、月报告。省疾病预防控制中心向卫生部指定的单位报告。

【思考题】

（1）根据表10-1提供的资料，试作相应的统计分析。

（2）根据表10-1分析该市1972～2002年传染病流行趋势及特点。

（3）根据表10-2提供的资料，试作适当的统计图表。

（4）根据表10-2的资料中传染病的发病顺位及流行趋势。

练习10-2

根据中国出生缺陷监测中心1995年8月制定的《中国出生缺陷监测中心工作手册》及1998年10月制定的《主要先天畸形诊断手册》中的出生缺陷定义，选取山西省1997～2004年119个县（区），市内有接生条件的各级各类医疗保健机构（包括厂矿医院、乡镇卫生院及村卫生所）的监测医院中住院及在家庭分娩的孕满28周及以上围产儿至产后7天的出生儿（包括活产、死胎、死产及7天内死亡的缺陷儿）作为监测对象。

采取以医院为基础的监测方案，各监测医院的接产医生对每一例新生儿进行体检，发现畸形后填写《出生缺陷儿登记表》。每月填写《新生儿数月报表》和《出生缺陷儿登记表》一同上报乡卫生院，各乡卫生院核实汇总后上报县（区）妇幼保健所。由县（区）妇幼保健所将住院分娩和家庭分娩资料分类审查汇总后，逐级上报至市妇幼保健院和省妇幼保健院"减少出生缺陷和残疾行动计划"技术指导组，经再次审核，录入计算机，建立数据库，具体数据见表 10-3、表 10-4 和表 10-5。

表 10-3　1997～2004 年山西省医院出生缺陷总发生率及神经管畸形发生率

年份	围产儿总数	出生缺陷数	出生缺陷发生率（1/万）	神经管畸形数	神经管畸形发生率（1/万）
1997	242 845	4152	170.97	2242	92.32
1998	199 821	3355	167.90	1791	89.63
1999	188 975	3065	162.19	1614	85.41
2000	205 038	2982	145.44	1512	73.74
2001	211 652	2904	137.21	1419	67.04
2002	215 303	2838	131.81	1245	57.83
2003	210 482	2487	118.16	983	46.70
2004	238 053	2703	113.55	1031	43.31

表 10-4　1997～2004 年山西省 11 市医院出生缺陷监测出生缺陷总发生率（1/万）

地区	1997	1998	1999	2000	2001	2002	2003	2004
山西省	170.97	167.90	162.19	145.44	137.21	131.81	118.16	113.55
太原市	110.65	126.28	130.95	139.81	149.84	145.04	129.80	134.80
大同市	90.08	120.65	159.92	152.92	149.60	132.40	124.02	99.99
长治市	231.41	244.53	197.84	142.05	142.72	132.42	128.27	134.34
阳泉市	157.99	184.47	177.19	185.20	138.88	178.83	177.66	153.61
晋城市	199.39	179.69	163.31	126.90	155.05	143.11	112.42	127.91
朔州市	220.05	134.23	308.15	155.66	147.91	110.29	96.65	75.07
忻州市	216.98	230.92	256.14	175.81	202.65	192.79	151.89	151.54
晋中市	225.28	190.83	180.50	158.26	143.48	133.70	132.57	105.21
临汾市	141.43	124.04	96.73	72.00	74.96	96.09	67.97	71.35
运城市	173.71	158.54	146.41	154.90	107.16	103.32	94.40	90.43
吕梁市	229.08	223.60	195.33	230.60	177.20	123.31	124.23	116.25

表 10-5　1997～2004 年山西省 11 市医院出生缺陷监测神经管畸形发生率（1/万）

地区	1997	1998	1999	2000	2001	2002	2003	2004
山西省	92.32	89.63	85.41	73.74	67.04	57.83	46.70	43.31
太原市	61.73	57.32	47.78	44.13	45.74	44.99	34.67	39.45
大同市	37.05	54.84	64.81	66.72	61.77	44.87	48.49	44.05
长治市	143.89	148.35	115.94	90.65	79.89	64.09	57.28	52.11
阳泉市	98.06	96.24	89.35	97.65	70.98	73.78	69.18	61.29
晋城市	118.57	96.91	96.82	68.66	72.72	72.78	49.11	51.80
朔州市	119.19	55.93	145.19	99.30	95.09	65.36	39.68	34.27

续表

地区	1997	1998	1999	2000	2001	2002	2003	2004
忻州市	138.08	140.10	159.85	108.43	124.89	108.21	81.97	77.72
晋中市	136.02	101.23	99.92	80.13	72.97	60.68	44.31	44.66
临汾市	78.98	74.16	58.65	39.57	41.06	48.82	31.64	22.61
运城市	69.74	76.55	76.50	72.72	50.03	37.77	34.02	27.16
吕梁市	125.54	123.21	102.90	134.07	101.26	60.37	57.15	46.61

【思考题】

(1) 从表10-3提供的资料,作适当的统计图表。

(2) 从表10-3提供的资料,分析出生缺陷总发生率和神经管畸形发生率的趋势。

(3) 从表10-4、表10-5提供的资料,分析1997~2004年11市出生缺陷总发生率和神经管畸形发生率变化趋势间有何差别。

练习10-3

通过《中国疾病预防控制信息系统》中的子系统《突发公共卫生事件报告管理信息系统》获取某市2004~2008年报告的突发公共卫生事件报告数据资料,建立突发公共卫生事件数据库。依据《国家突发公共卫生事件应急预案》的分级标准及直报系统填报要求,包括事件级别、事件类型、三间分布、传染病事件汇总、学校突发事件汇总、报告信息质量,事件报告来源、报告部门、报告方式,现场调查情况,实验室检测等情况,具体数据见表10-6、表10-7、表10-8和表10-9。

表10-6 某市2004~2008年突发事件类型分布

事件分类	一般事件			未分级事件		
	起数	病例数	死亡数	起数	病例数	死亡数
乙类传染病	8	557	2	16	16	16
丙类传染病	5	145	0	0	0	0
其他类传染病	10	332	0	1	9	0
食物中毒	0	0	0	1	21	0
合计	23	1054	2	18	46	16

表10-7 某市2004~2008年突发事件地区分布

地区	事件数(起)	事件构成比(%)	病例数	病例构成比(%)	死亡数	事件波及人口数
西峡县	11	26.83	571	51.9	2	20 249
卧龙区	6	14.63	205	18.6	2	2439
内乡县	5	12.19	123	11.2	2	782
淅川县	5	12.19	32	2.91	3	418
社旗县	3	7.32	39	3.55	2	941
方城县	2	4.88	69	6.27	0	527
宛城区	2	4.88	20	1.82	1	1757

续表

地区	事件数(起)	事件构成比(%)	病例数	病例构成比(%)	死亡数	事件波及人口数
邓州市	2	4.88	15	1.36	1	1212
新野县	1	2.44	21	1.91	0	29
南召县	1	2.44	2	0.18	2	250
镇平县	1	2.44	1	0.09	1	1
唐河县	1	2.44	1	0.09	1	1
桐柏县	1	2.44	1	0.09	1	0
合计	41	100	1100	100	18	28 606

表 10-8　某市 2004~2008 年突发事件时间分布

年份	事件数(起)	传染病		食物中毒	
		病例数	死亡数	病例数	死亡数
2004	1	157	0	–	–
2005	2	68	0	–	–
2006	7	431	1	–	–
2007	10	287	0	–	–
2008	3	90	0	21	0
合计	23	1033	1	21	0

注:–表示没有事件发生。

表 10-9　某市 2004~2008 年突发事件人群分布

学校类型	事件数(起)	发生地点		事件原因				事件发生情况		
		城市	农村	呼吸传染病	肠道传染病	其他传染病	食物中毒	病例数	死亡数	波及人口数
乡小学	13	0	13	13	0	0	0	378	0	10 714
乡中学	1	0	1	0	0	1	0	17	0	1296
县小学	1	1	0	0	1	0	0	79	0	3710
县中学	4	4	0	0	3	0	1	357	0	6980
幼儿园	4	1	3	2	1	1	0	223	1	1167
其他	18	1	17	0	1	17	0	46	17	4739
合计	41	7	34	15	6	19	1	1100	18	28 606

【思考题】

(1) 对以上该市突发事件资料选用适当的统计图表进行描述。

(2) 分析该市突发公共卫生事件的流行病学特点。

(王效军　孔丹莉)

实习 11　慢性非传染性疾病预防控制

【实习目的】

(1) 掌握慢性非传染性疾病流行病学调查常用方法、流行及防治特点。

(2) 熟悉慢性非传染性疾病的社区防治策略与主要措施。

【实习要点】

(1) 慢性非传染性疾病流行病学监测、调查、资料收集。

(2) 慢性非传染性疾病流行病学特征描述分析。

(3) 慢性非传染性疾病防治策略与措施的形成。

(4) 慢性非传染性疾病的社区防治。

一、基 础 练 习

练习 11-1

国家疾病预防控制中心推荐监测的慢性病主要包括:恶性肿瘤(含神经系统良性肿瘤)、急性心肌梗死和心性猝死、脑卒中(指原发性脑实质出血、脑栓塞、脑血栓形成、蛛网膜下腔出血)、慢性阻塞性肺部疾患(COPD)、糖尿病。

我国慢病患病情况资料主要通过常规疾病监测和抽样调查获得,国家疾病监测点于1978年建立,有45个监测点自愿参加;1980年增加到71个监测点,覆盖29个省;1989年经过随机抽样重新调整、规划监测系统,建立145个监测点,每个点监测人口约2~10万,共覆盖1 100万人口,占全国总人口数的1%。目前各地社区卫生服务机构在开展相关社区慢病防治、建立居民健康档案资料等工作中,也将为慢病患病、发病情况提供一条有用的信息渠道。抽样调查是获得相关人群慢病流行特征的另一个重要途径。有研究2001年8月至2002年1月在上海市进行了大规模的人群调查,了解人群慢性病的患病率和分布特征。采用多阶段整群抽样方法,调查对象为年龄在15岁及15岁以上,有常住户口,调查时居住在调查地的上海居民。调查员采用统一的调查表对调查对象进行入户调查,调查内容包括一般人口学资料、慢性病患病情况,对慢性病的确认采用自报方式,部分调查结果见表11-1。

表 11-1　样本地区不同性别主要慢性病、标化患病率和疾病顺位

疾病种类	男性			女性			合计		
	例数	标化率	顺位	例数	标化率	顺位	例数	标化率	顺位
高血压	540	21.70	1	484	12.25	1	871	11.88	1
心脏病	383	15.39	3	303	8.65	2	504	7.29	2
慢性肺部疾病	226	9.08	2	182	4.75	3	413	5.39	3
糖尿病	95	3.82	4	78	1.98	4	131	1.78	4
恶性肿瘤	24	0.96	5	23	0.56	5	47	0.57	5

续表

疾病种类	男性			女性			合计		
	例数	标化率	顺位	例数	标化率	顺位	例数	标化率	顺位
脑卒中	20	0.80	6	13	0.33	6	24	0.31	6
其他类型慢性病	693	27.85		722	18.12		1276	17.74	
合计	1200	48.23		1160	31.37		2166	30.52	

注:率,%。

【思考题】

(1) 根据表格提供数据情况,对上海市主要慢病流行情况进行简要分析。

(2) 研究者根据2000年上海市人口资料,对实际患病率进行标化,并解说率的标化概念、常用计算方法,结合本资料阐述进行标准化处理的意义。

(3) 分析对本次调查所用调查方法。

练习 11-2

某市CDC对辖区内某社区卫生服务示范点进行慢病流行现况及主要危险因素分布情况进行调查,以社区内的机关、企事业单位为抽样对象,采用整群抽样法,抽取某区示范点内49家单位的35岁以上社区居民为调查对象,共调查6 966人,男性4 181人,女性2 785人。

对抽取的调查对象进行身高、体重、血压、腰围测量以及调查问卷。慢病主要调查高血压、冠心病、脑卒中、糖尿病、肿瘤等,高血压的患病情况经询问以及现场测血压值并诊断后获得(测量三次,以三次测量数据的平均值作为受检者最终血压值),其他慢性病的患病情况经询问获得(自报患病情况)。现场还测量调查对象身高、体重、腰围。调查主要结果情况如下。

1. 社区人群基本情况 在6966名调查对象中,小于35岁组的居民占1.8%,35~55岁之间占62.2%,从55岁起各年龄组人数构成比逐渐减少。在职业构成上,在填表的6951人群中,工人、金融财务、行政干部、科技、医务、教师、商业服务、司机、饮炊食品行业及其他分别为:3507(50.5%)、145(2.1%)、1172(16. 9 %)、140(2.0%)、92(1.3%)、685(9.9%)、85(1.2%)、77(1.1%)、17(0.2%)、1031(14.9%)人,工人所占的比重最高,行政干部人数其次。调查婚姻状况的结果表明,未婚、已婚、离婚、丧偶、分居的构成情况分别为65(0.9%)、6442(93.5%)、101(1.5%)、265(3.8%)、16(0.2%)。

2. 各病种患病率 对19种常见慢性病对被调查进行询问,患病率前五位依次为:高血压31.93%、慢性胃肠疾病17.6%、慢性支气管炎11.00%、冠心病7.97%、骨质疏松或骨折5.76%。

3. 居民慢病主要危险因素

(1) 超重与肥胖情况:居民超重检出率为31.55%,其中男、女性分别为32.96%与29.44%,男性高于女性。居民肥胖总检出率为6.98%。其中男、女性检出率分别为6.79%与7.25%,男性检出率随着年龄组增长而下降,女性检出率随着年龄组增长而上升。

(2) 吸烟情况:居民总吸烟率为24.65%(717/6 966),男、女性吸烟率分别为4.033%(686/4 181)、1.11%(11/2 785),男性高于女性。

(3) 饮酒情况:居民总饮酒率为 13. 18%,男、女性饮酒率分别为 20. 40%(853/4 181)与 2. 33%(65/2 785),性别间差异有统计学意义。

(4) 职业性体力活动和体育锻炼:在职业性体力活动上,不太活动和轻度活动的人所占比例比较高,分别为 2 259(32. 43%)和 2 415(34. 67%),而重度特别是极重度职业性体力活动的人所占比例低,分别为 366(5. 25%)、24(0. 34%),其余的 18. 78%为从事中度职业性体力活动。休闲时体育锻炼每周 1~2 次、每周 3~5 次与每周≥6 次的分别为 26. 34%、12. 88%、10. 09%,不锻炼者 49. 57%,男、女性不锻炼率均以中年为高。

【思考题】

(1) 国家 CDC 工作规范规定:国家级行为危险因素监测开展的频率为每两年一次,各地区可根据情况自行调整。试说明开展行为危险因素监测、调查的意义。

(2) 如何了解被调查者吸烟、饮酒的暴露情况? 调查中应注意哪些问题?

(3) 结合调查结果,对本次调查抽样方法等设计情况进行评价。

(4) 解说开展社区诊断的目的及主要工作内容。

练习 11-3

研究发现,在慢病形成原因中,遗传因素占 15%,社会因素占 10%,气候因素占 7%,医疗条件占 8%,而个人的生活方式占了 60%。这说明,个人生活方式对慢病的发生发展影响甚大。与生活方式有明确因果关系的疾病称为“生活方式疾病”,一般以慢病为主,因此通过健康教育等干预活动改变人们不良生活行为方式,建立健康习惯是防控慢病的重要措施。

健康行为的形成是一个相当复杂的过程。认知理论认为:只有在人们感知信息,认同信息内容,产生行为意愿,并具有行为所需技能后才能实现。知识-信念-态度理论认为,只有人们了解了有关的健康知识,建立积极、正确的信念与态度,才有可能主动地形成有益于健康的行为,改变危害健康的行为。

“慢病自我管理方法”强调病人自身在管理所患慢性病方面的责任和潜能,是一种符合以病人为中心原则、改善病人健康和生活质量、减少卫生服务利用的有效办法,也是目前慢病防治领域被普遍推广的干预手段之一。

某社区开展高血压病人自我管理健康教育项目,干预的具体措施:以自我效能理论为指导,由经培训的志愿小组长以小组的形式授课和专业人员支持的健康教育项目。首先用《慢性病自我管理指导者手册》和《中国高血压防治指南》作教材对组长进行培训,组长和课题组成员按照培训内容以小组为单位组织干预组组员学习和活动,共 7 次课程,每周 1 次,连续 7 周。干预前和干预 4 个月后,分别进行问卷调查和体检。

对象及分组:社区居民自愿报名参加高血压自我管理健康教育项目的 245 例高血压病人为研究对象。228 例完成随访,其中男性 105 例,女性 123 例,男女比例为 1∶1. 17。每组 19~30 例,共 10 个小组,每组设组长 2 名,将其随机分为干预组和对照组各 5 组。干预组 118 例,年龄为 47~74 岁(63. 1 岁±5. 6 岁),对照组 110 例,年龄为 47~79 岁(63. 6 岁±5. 4 岁)。干预组平均受教育年限为 9. 0 年,平均患 2. 1 种慢性病,平均病程 10. 0 年;对照组受教育年限为 9. 6 年,患 2. 3 种慢性病、病程 11. 8 年;两组对象的年龄、性别、受教育年限、患病数目和病程差异无统计学意义。

(1) 高血压相关知识知晓情况:项目实施前、后分别调查两组对高血压诊断标准、高血压危险因素和高血压相关疾病知晓情况,结果见表 11-2。

表 11-2　干预前、后两组高血压病人人群高血压相关知识知晓情况比较

组别	干预时间	例数	诊断标准	危险因素	相关疾病
干预组	干预前	118	20(17.0)	52(44.1)	66(55.9)
	干预后	118	87(73.7)	97(82.2)	98(83.1)
对照组	干预前	110	16(14.6)	39(35.5)	56(50.9)
	干预后	110	19(17.3)	35(31.8)	50(45.5)

注:括号内为所占比例,%。

(2) 生活方式和行为:吸烟率、饮酒率两组干预前后差异不大,通过比较低盐、中盐、高盐率和咸菜食用频度,干预组在干预后盐摄入控制情况好于对照组。

(3) 服药情况的判断标准:基线时血压正常的病人、血压高者服药情况。坚持服药:按医嘱正规服药,偶有漏服但每周漏服不足 1 天;间断服药:每周漏服 2~4 天;未服药:每周内有 5 天以上不服药。4 个月干预前、后两组服药情况,调查两组人群,干预前、后服药行为变化情况,结果见表 11-3。

表 11-3　干预实施 4 个月前、后两组服药情况比较

组别	干预时间	血压正常者				血压不正常者			
		例数	未服药	坚持服药	间断服药	例数	未服药	坚持服药	间断服药
干预组	干预前	87	8(9.2)	66(75.9)	13(14.9)	31	4(12.9)	14(45.2)	13(41.9)
	干预后	82	4(4.9)	73(89.0)	5(6.11)	36	7(19.4)	24(66.7)	5(13.9)
对照组	干预前	49	3(6.1)	38(77.6)	8(16.3)	61	7(11.5)	36(59.0)	18(29.5)
	干预后	42	5(11.9)	29(69.0)	8(19.0)	68	6(8.8)	50(73.5)	12(17.6)

注:括号内为所占比例,%。

(4) 血压:基线时干预组平均收缩压和舒张压分别为(135.7±15.6)mmHg 和(80.8±9.3)mmHg,对照组为(145.2±20.8)mmHg 和(85.0±10.8)mmHg;4 个月后两组血压均有所上升,干预组平均收缩压和舒张压为(139.7±13.2)mmHg 和(84.0±9.3)mmHg,对照组分别为(150.8±18.7)mmHg 和(87.3±10.1)mmHg,两组血压差值差异无统计学意义。

(5) 体重指数 BMI:基线时干预组 BMI 25.0kg/m^2,对照组为 25.4kg/m^2,两组差异无统计学意义,干预组 BMI 正常、超重和肥胖分布两组差异均无统计学意义。干预 4 个月后两组 BMI 正常,超重和肥胖分布情况见表 11-4。

表 11-4　干预前后两组 BMI 分布情况

组别	干预时间	例数	BMI 分段		
			18~	24~	28~
干预组	干预前	117	44(37.6)	49(41.9)	24(20.5)
	干预后	118	49(41.5)	52(44.1)	17(14.4)
对照组	干预前	108	38(35.2)	46(42.6)	24(22.2)
	干预后	108	34(31.5)	44(40.7)	30(27.8)

注:括号内为所占比例,%。

(6) 其他调查:耐力锻炼时间、整体健康、精力、健康担忧、疲劳、气短、疼痛、体能锻炼、症状认知性管理实践、失能、疾病对日常生活的影响、症状管理自我效能、疾病共性管理自我效能、情绪低落、社会角色受限、与医生交流记分等自我管理行为和健康症状以及卫生服务利用情况,在干预前后变化比较。

【思考题】

(1) 本次研究的主要目的?这是什么性质的流行病学研究?

(2) 根据本课题提供的调查结果,对两组人群关于高血压知识及行为变化情况进行简要统计分析。

(3) 归类总结课题调查中所用到的评价指标,并比较分析其与急性传染病防治效果评价指标的异同。

二、实践案例

案例 11-1 死因监测

居民死亡报告和死亡原因统计工作是通过持续、系统地收集人群死亡资料,并进行综合分析,研究死亡水平、死亡原因及变化趋势和规律的一项基础性工作。死亡资料分析产生的期望寿命、孕产妇死亡率和婴幼儿死亡率等健康指标和死因统计人、信息是反映国家和地区社会经济水平和文化发展状况的重要科学指标,为国家制定社会经济发展政策、卫生事业发展规划和卫生政策提供科学的依据,同时也是医学、人口学、社会学等科学研究的基础信息。

根据死因分类,世界卫生组织把死亡原因分为三大类:第一类包括传染性疾病与围生期因素有关的疾病和与营养因素有关的疾病;第二类包括各种慢性非传染性疾病;第三类是指各种伤害。20 世纪 50 年代以来,我国人群死因构成及死因顺位逐渐在改变,慢性非传染病已经逐渐排列在死因顺位的前列。资料显示:1957 年死因顺位前 3 位依次为呼吸系统疾病、传染病、肺结核;1984 年城市居民前 3 位死因依次为心脏病、脑血管病、恶性肿瘤;1996 年城市居民前 3 位死因依次为脑血管病、恶性肿瘤、心脏病;2001 年我国城市前 5 位死因占全死因的 77%,第 1 位与第 2 位死因分别为恶性肿瘤和脑血管病,占全死因的 45%,第 3 至第 5 位死因分别为心脏病、慢性阻塞性肺疾病、意外伤害;2001 年我国农村前 5 位死因占全死因的 74%,第 1 位与第 2 位死因分别为脑血管病和慢性阻塞性肺疾病,占全死因的 37%,恶性肿瘤、心脏病和意外伤害分别为第 3 至第 5 位死因。

规范的死因监测工作内容包括:死亡登记,死亡信息的报告,人口学信息的收集,资料分析和利用以及明确的机构与职责,制度保障,质量控制,核与评价等。

某市开展了死因监测工作,但在实践中发现该监测系统存在一定报告质量问题。为此,对 2006~2009 年该市报告居民死亡信息进行统计分析,结果发现,4 年间该市市区在家死亡人数占总死亡人数比例较大。2006 年医院病房死亡人数是 2584 人,家中死亡人数是 3149 人;2007 年医院病房是 2854 人,家中是 2684 人;2008 年医院病房数是 2784 人,家中是 2817 人;2009 年医院病房是 2924 人,家中是 2960 人。除了 2007 年以外,其余 3 年家中死亡人数都居第一位(表 11-5)。

表 11-5 某市市区 2006~2009 年按照地点死亡人数统计表

年份	人口数	死亡总人数	医院病房	急诊室	家中	医院途中	外地	家庭病房	敬老院托老所	其他	不详
2006	961 221	6122	2584	184	3145	183	13		5	3	5
2007	959 458	6043	2854	203	2684	76	113	53	16	38	6
2008	958 034	6291	2784	281	2817	92	84	82	40	107	4
2009	956 362	6485	2924	238	2960	81	125	41	34	74	8

某市市区 2006 年~2009 年在家中死亡人数占死亡总数的百分比分别为 51.4%、44.4%、44.8%、45.6%，平均百分比为 46.5%，也就是说死亡人数中的 46.5%是死于家中。

死因监测系统根据死亡发生地等情形将死亡登记分为：医院死亡个案、家庭死亡个案、其他场所发生的死亡个案、非正常死亡个案四种，根据不同情形相应登记报告人员等也不相同。

(1) 医院死亡个案：凡在各级各类医疗机构发生的死亡个案均应由诊治医生作出诊断并填写《死亡证》。新生儿死亡，包括活产随即死亡的应由诊治医生或接生员(助产士)填写《死亡证》。

(2) 家庭死亡个案：由社区卫生服务机构或承担该地区预防保健任务的医疗卫生机构(含村卫生室)的医生，根据死者家属或其他知情人提供的死者生前病史、体征和(或)医学诊断，对其死因进行推断，填写《死亡证》，由街道居委会(村委会)盖章证明，同时必须填写死亡调查记录，家属必须签名。

(3) 其他场所发生的死亡个案：由负责救治的医生填写《死亡证》；在医务人员到达之前死亡者，由救治医生根据死者家属或其他知情人提供的死者生前病史、体征和(或)医学诊断，进行死因推断后填写《死亡证》。

(4) 非正常死亡个案：凡非正常死亡或不能确定是否正常死亡者，需经公安部门判定死亡性质，并出具《法医鉴定书》，卫生部门根据公安司法部门的《法医鉴定书》填写《死亡证》。

《死亡证》的主要内容具体如下。

(1) 一般项目：姓名、性别、民族、主要职业及工种、身份证号、户口、现住址、生前工作单位、出生日期和死亡日期等。

(2) 与死亡有关的疾病诊断项目：按照其导致死亡的顺序(直接死因、间接死因、根本死因)分别填写。

(3) 对于县及县级以上医疗机构发生的不明原因死亡病例，医生要在《死亡证》背面的调查记录一栏填写病人症状、体征及检验、治疗情况。

(4) 其他项目：住院号、医师签名、单位盖章、填报日期。

死亡信息的报告程序，以医院死亡和在家死亡两种情况为例(图 11-1 和图 11-2)。

心脑血管死亡率在我国居首位，对该市(2006~2009 年)市区心脑血管死亡人数的分析，统计医院病房、家中及全市死亡人数中，心脑血管人数的情况见表 11-6。

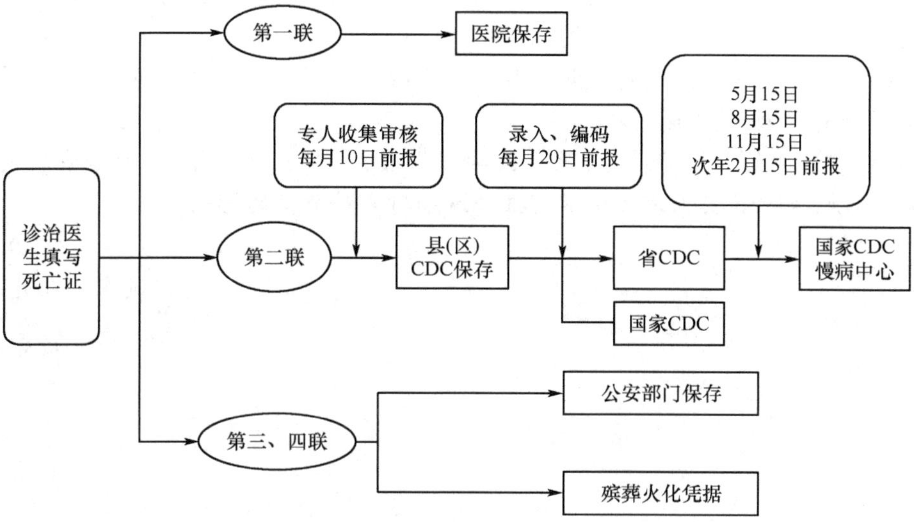

图 11-1　医院正常死亡个案报告程序

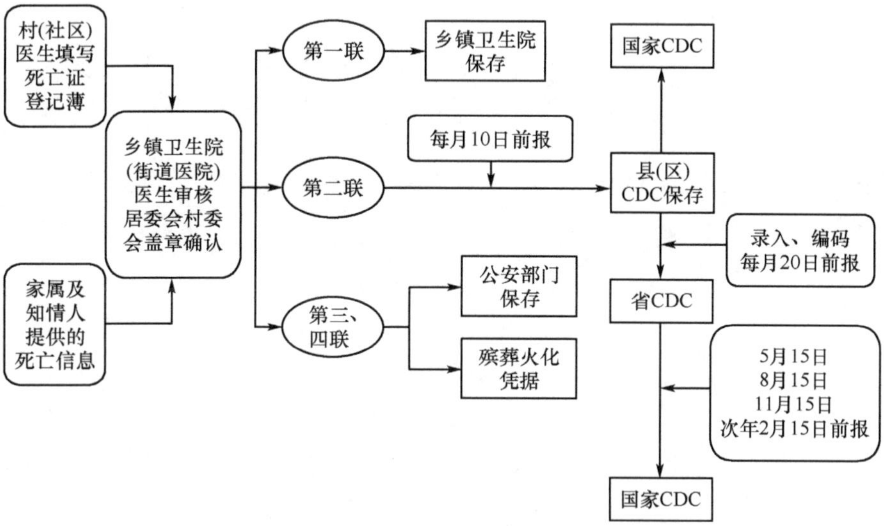

图 11-2　家庭正常死亡个案报告程序

表 11-6　某市市区 2006~2009 年死于心脑血管人数统计表

年份	报告死亡总数	死于心脑血管的人数	构成比(%)
医院	11 146	4409	39.6
家庭	11 606	7091	61.1
市区	24 941	12 613	50.3

【思考题】

(1) 结合我国人群死因顺位的变化情况,分析我国防病形势及防病策略的变化,并阐述死因监测的意义。

（2）材料中参照该市对4年间不同地点死亡人数的统计表，其对期间医院和家庭中死亡人数的分析是否准确？应做如何的调整？

（3）结合表1和表2提供的数据资料，对该市死因监测质量进行简要分析，并指出造成这些质量问题的原因，并加以分析。

提示：死因监测的原始资料是《死亡医学证明书》。在统计工作中，原始资料的质量直接关系到统计结果的真实性。考虑不同报告途径对资料质量的影响。

（倪进东　孔丹莉）

实习 12　突发公共卫生事件调查

【实习目的】

(1) 掌握突发公共卫生事件内涵、主要特征、突发公共卫生事件调查方法和应急反应机制。

(2) 熟悉突发公共卫生事件分期、分类、分级和开展流行病学研究的意义。

【实习要点】

(1) 突发公共卫生事件的主要特征:突发性、时间分布各异、地点分布各异、群体性、社会危害严重、应急处理的综合性。

(2) 突发公共卫生事件调查方法:①一般步骤;②暴发调查。

(3) 突发公共卫生事件应急反应机制:①应急准备;②处理措施。

一、基础练习

练习 12-1

某年 8 月 12 日下午 5 时,某市 M 县 CDC 接到该县卫生院电话报告发现 4 例疑似霍乱病人。

【思考题】

(1) 作为县 CDC 工作人员,接到电话后该详细询问哪些情况?

(2) 如果这是一起传染性疾病暴发疫情,在出发前应做好哪些准备?

(3) 传染性疾病暴发调查的主要工作步骤有哪些?

练习 12-2

2001 年 11 月 1 日下午 2 时,洛阳市某公司的东风大货车从偃师市某化工厂往洛宁金矿送氰化钠,途径洛宁县兴华乡窑子屯村段时,发生交通事故,货车从路边翻入离涧河不远的沟壑中,车上装载的 11 吨氰化钠顺涧河径直流入洛河。受污染的水以每秒钟 3000 平方米流量顺流而下,严重威胁着洛河沿岸数百万人民群众的生命财产安全。

【思考题】

(1) 对急性污染事件发生后的应急处理应做哪些准备?

(2) 本次污染发生后当地各部门应做哪些工作?

(3) 作为疾病控制中心工作人员,在第一时间接到大量氰化钠有害物质进入某河流的报道,应如何参与事件的处理,在现场应解决哪些问题?

练习 12-3

2005 年 8 月 29 日,气温高达 34℃以上。某卫生监督所接到发生一起食物中毒的报道,即该市某镇大批居民突然出现高热、严重腹泻、腹痛、呕吐及脱水症状。病人以该镇人群为主,男女老少均有发生,在短短几天内医院共收治病人上千例,事态还在进一步发展,情况较为严重。对于上述食物中毒案例,如何着手进行调查处理?

【思考题】

(1) 从行政上要做什么工作?
(2) 调查前要做哪些准备工作?
(3) 如何开展现场调查?
(4) 如何确定食物中毒的致病原因?
(5) 如何进行现场采样和检验?
(6) 对食物中毒应如何处理?

练习 12-4

2003 年 8 月 4 日凌晨 4 时,齐齐哈尔市某公司一台挖掘机在施工时,从 1.5 米深的地下挖出 5 个铁桶,其中两个已完全破损,两个除表面生锈外整体完好,1 个被挖破,不明化学物品喷溅到挖掘机和司机身上。上午 9 时,收购废品的河南籍农民李某买下这 5 只铁桶,与另一人一起将铁桶两头的铅块和铜帽卸下。在拆卸过程中,有两个铁桶内的油状液体泄漏出来。两人将重约 1kg 的液体倒入废品收购站门前的水坑里,然后将铁桶卖给废品收购站业主。当晚 6 时,李某、废品收购站业主等 3 人相继出现头痛、眼痛、呕吐等症状,先后被送往医院治疗,怀疑为中毒,但中毒物不明,当晚 8 时,中毒人员家属报案。

【思考题】

(1) 作为卫生部门或疾病预防控制中心负责人,接到报告后,首先想的是什么?
(2) 中毒原因可能是什么?
(3) 应采取哪些应急措施?

二、实 践 案 例

案例 12-1　某省非典型肺炎的暴发调查

资料 1　2003 年 1 月 2 日,某省卫生厅领导接到 HY 市人民医院一份请求会诊的传真函:该医院内一科收治两例重症肺部感染病人(已转省会住院治疗)后,有 8 名医护人员感染发病。据说送省会城市救治的两位病人,诊断不明,一位已死亡,另一位病情危重,正在上呼吸机维持生命。8 名肺部感染的医护人员中有 3 人比较严重,采用抗菌、抗病毒治疗措施,效果不理想。目前肺部感染病因不明,医院会诊初步考虑军团菌、病毒性或支原体感染的可能性大,但医院实验室没有条件检测,请求卫生厅派专家前来指导诊治。

【思考题】

(1) 作为卫生厅或省疾控中心负责人,接到报告后,该怎么办?
(2) 针对这种情况,需要派哪些专家到现场指导?

资料 2　2003 年 1 月 14 日晚,省疾病预防控制中心接到 ZS 市疾病预防控制中心的报告称:近期该市 R 医院、ZH 医院、B 医院收治了一批以发热、肺部感染症状为主的病人。病例大部分为 ZH 医院同科室医务人员，病因不明。ZS 市基本情况：ZS 市位于广东省南部，属于珠江三角洲地区，为亚热带气候，全年平均气温为 23℃。经济发达，交通便利，与国际、国内交往频繁。全市有常住人口 136 万，流动人口 100 万。

考虑到近期本省 HY 市也发生类似病例，为了进一步查明病因，了解流行情况，以便采取更为有效的预防与控制措施，省疾病预防控制中心决定派人到现场进行调查处理。

【思考题】

(3) 现在如果去调查，要准备什么？

(4) 若到现场后，首先要开展什么工作？从哪些方面开展？

资料 3　初次调查结果表明，全部病人均发热，体温高达 40℃，部分病人有咳嗽、气促等症状，大部分病人表现为干咳、无痰。胸片显示：X 线有改变。血常规白细胞 13 例正常，3 例升高，9 例降低，1 例不详。

【思考题】

(5) 如何确定定义病例？

(6) 如何收集信息，搜索病例？

资料 4　截至 1 月 18 日，ZH 市共发现此类病人 26 例，无死亡病例。其中指示病例 3 例，指示病例的家人（共同居住者）3 例，指示病例的同事 1 例；探视或陪伴指示病例的亲友 3 例，医务人员 13 例，病友的陪护 3 例。所有病例现分别住在 ZH 医院和 R 医院，其中除探视或陪伴过病人 A 的亲友 4 人住在 R 医院外，其余病人 A 家人 3 人，给病人 A 诊治过的医务人员 13 人，同病区病友的陪患 3 人均住在 ZH 医院。描述病例分布如下：

(1) 时间分布：首例病人发病时间为 2002 年 12 月 26 日，2003 年 1 月 7 日发病人数最多，共 6 例，具体时间分布见图 12-1。

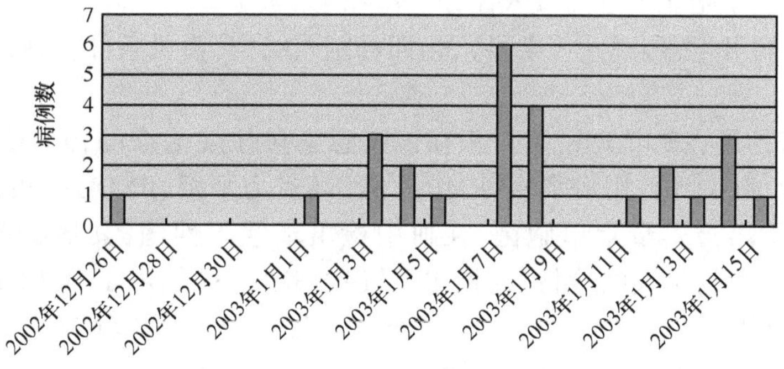

图 12-1　ZS 市不明原因疾病暴发的病例发病时间分布

(2) 职业分布：医护人员 13 例，干部 4 例，厨工 4 例，退休 2 例，个体、散居儿童、职员各 1 例。其中，医护人员病例全部为 ZS 市 ZH 医院职工。

(3) 地区分布：病例分布在 SQ 区（18 例）、D 区（5 例）、GK（3 例）。

指示病例 1：病人，男性，30 岁，2002 年 11 月 17 日到 ZS 市某酒店工作（该酒店经营野味，具体不详），蒸锅厨师（ZS 疾控中心调查，病人当时否认直接接触过野生动物）。他大部分时间住该酒店员工宿舍，每隔 2～ 3 天回 ZS 城区的家中居住一次，发病前住员工宿舍。

2002 年 12 月 26 日下午自觉不适，12 月 27～ 28 日及 29 日上午休息，29 日下午回酒店工作，向部长诉说剧烈头痛，30 日以后休息，2003 年 1 月 2 日入住市 ZH 医院。

与其有接触史的医护人员或同一病区的其他病人及其陪护人员等共有 17 人发病。

后经多次调查，该酒店经营果子狸、蛇、山猪等野味，病人在厨房干活，曾直接接触过果子狸等野味。

指示病例 2：病人，男性，39 岁，ZS 市人。在市区某酒店中餐点心部粗加工，专门加工猪肉排骨，有制作、接触野生动物可能。

1 月 1 日开始发热、咳嗽等不适，曾到 RM 医院急诊室就诊。1 月 5 日入住 ZH 医院，其后病人的 2 名家人和 1 名亲戚（曾探病）也先后发病。

指示病例 3：病人，女性，37 岁，干部，1 月 1 日开始发热，1 月 5 日入住 B 医院；其公公（男性，65 岁），1 月 3 日发病，1 月 11 日入 B 医院；其同事（女性，30 岁），1 月 4 日发病，1 月 11 日入 B 医院；另外，B 医院门诊护士（女性，27 岁），曾经与病人有过接触（注射），也于 1 月 12 日发病。

【思考题】

（7）时间分布能否提示些什么？职业分布有无提示？如何表述人传人现象？

（8）怎样计算该病的潜伏期？计算潜伏期有什么意义？

资料 5 专业人员除调查病例外，还对病区环境进行了调查：ZS 市 ZH 医院内二科的病房是对开两排，中间是走廊，每一病房外是阳台。平时，一般医务人员对戴口罩等个人防护要求不是很严格（基本不戴口罩）。

1 月初，该市天气较冷（2～3℃），病房窗、阳台门均全部关闭，整个病区处于一个相对密闭状态。首例病例正是在 1 月 2 日入住 ZH 医院内二科。

R 医院收治病房为感染科（传染科），为四合院式结构，通风条件较好，医务人员对个人防护观念较强。

实验室检查结果：ZS 市 R 医院对正在该院感染科住院治疗的相关病例，采集了咽拭子 8 份，痰 12 份，血 11 份，用血平板、EMB 平板、巧克力平板、BYCE 平板进行细菌分离培养，在 1 份痰中检出嗜麦窄食单胞菌，在血中检出革兰阳性菌，其他细菌培养正在进行中。ZH 医院采集相关病人的检材，未检出可疑致病菌。省 CDC 1 月 15 日采回病人血液 17 份，进行了支原体、军团菌、流感、流行性出血热抗体检测和接种 MDCK、HEPE-2 细胞。支原体、流行性出血热抗体未检测，军团菌抗体有 2 份 ELISA 阳性，其他实验正在进行中。1 月 19 日采回病人血液 8 份、咽拭子 10 份，正准备进行呼吸道、肠道、虫媒等相关疾病的项目检测。

【思考题】

（9）经过初步调查，可形成哪些假设？

（10）针对上述情况，应采取什么措施？

资料 6 省 CDC 与 ZS 市 CDC 开展调查，市卫生局成立了 ZS 市防治急性呼吸道感染协调领导组和抢救协调小组，市成立专家小组（包括流行病、临床专家）每天巡视、会诊病人，医防结合。

根据1月15日省疾控中心、广州市呼研所等有关专家的建议，ZS市已制定了病例的临床诊断标准；1月17日，还制定了治疗抢救方案。

病人集中收治隔离，B医院就地隔离治疗，所有新发病人及ZH医院社区病人转移到R医院传染科隔离治疗。

要求市属各医院每天下午4点前向市疾病预防控制中心报告当天诊治的类似病人数，然后汇总报市卫生局，由市卫生局报市政府。

加强了空气消毒（包括市属各医院、病人家庭、病人所在的酒楼），严格控制院内感染。

加强健康教育，与电视台联合制作宣传专辑，正确引导市民。

建议采取措施：省卫生厅尽快报请卫生部组织临床、流行病学、实验室等有关专家协助查找病因。

ZS市密切监视所有相类似病人情况，及时掌握疫情发展的最新动态，每天将疫情报告省疾控中心。尽可能说服病人就地治疗，若确有病人要求转院的请及时通知省疾控中心及收治病人的医院所在地基本控制中心。

省卫生厅发文要求各地市密切留意类似情况，一旦发现疫情，即刻报告。

临近春节，人口流动增大，因个别病人转院治疗等，从而可能会导致该类疾病的传播进一步蔓延，应密切注意防范。

对新闻媒体的报道应严格审查，以免误导群众，造成不必要的恐慌。

【思考题】

（11）本次事件初步的调查结论是什么？

（12）当时措施尚有何不足之处？

（13）下一步该怎么办？

提示：不明原因疾病暴发调查主要从以下几方面考虑：准备现场工作、证实暴发、核实诊断、进行假设产生的访谈、确定病例定义、识别并计算病例数和发病率、确定发病人群、地点和时间分布特征、提出病因假设、推敲并检验病因假设、实施控制措施并对控制措施进行评价、结果反馈与交流。

案例12-2 1988年上海市甲型肝炎暴发调查

资料1 1988年1月14日，上海市区突然发生大批症状相似的病人，病例多起病急骤，一般先有发热、乏力，继而有纳差、厌油、恶心、呕吐、腹胀、腹泻等症状，最后90%病人出现尿色加深。数日内发病人数急增，至3月18日，共发生甲型病毒性肝炎病人292 301例，平均罹患率40.82‰，为常年发病率的12倍，死亡11例，病死率3.76/10万。血清学检查结果：血清丙氨酸氨基转移酶>1000U/L占92.4%，抗HAV-IgM阳性率为95.5%，发病一周内粪便抗HAV-IgA检出率为68.2%。

【思考题】

（1）去处理该疫情，首先做哪些准备？

（2）对确诊病例需要做哪些初步调查？

资料 2 甲肝疫情流行特征如下。

流行地区:该市常住人口 7 159 678 人,到 3 月 18 日共收到报告病例 292 301 例,主要限于 12 个区,占全市发病总数的 94. 9%,各区疫情上升和流行曲线几乎一致。

流行时间:1988 年 1 月 14 日发病人数开始上升,2 月 1 日达顶峰,疫情上升曲线呈锯齿形,由三个流行高峰构成,顶峰分别在 1 月 20 日、1 月 25 日和 2 月 1 日,流行时间持续 30 天,自 2 月 2 日起疫情迅速下降。

发病年龄、性别和职业分布:以青壮年为主 20~39 岁病例数占 83. 46 %;职业分布以工人最多,占 70. 36 %;职员次之,占 8. 5 %;性别发病率男女之比为 1. 26 : 1。

病例在家庭中的分布:11%的家庭有 2 人或以上同时发病。

【思考题】

(3) 从甲肝疫情流行特征中能否提出可疑因素?

(4) 下一步应重点调查哪些因素?

资料 3

水源型:对供应 12 个市区的 6 个自来水厂 1987 年 1 ~ 12 月 4 354 份管网水和出厂水样的水质检查,按国家要求的浊度、细菌总数、大肠埃希菌三项指标进行分析比较,均符合卫生指标。不同水厂供水范围与地区罹患率无明显差别。市区居民普遍无饮生水的习惯,市区各大专院校的学生和部队官兵均饮用上述水厂的自来水,其罹患率为 0. 48%,与往年相仿,明显低于市区居民。

【思考题】

(5) 通过上述调查,此次是否可能为水型暴发流行,为什么?

(6) 此次甲肝暴发流行是否可能与食物有关? 能引起如此大面积短时期内发病的食物应具备哪些条件?

食物型:甲肝流行前市区居民食毛蚶人数估计 226 万,食毛蚶人群罹患率为 119. 20‰,未食毛蚶人群罹患率为 5. 2‰,相对危险度为 23. 06。分析人群在 1987 年 12 月和 1988 年 1 月食毛蚶的时间发布,可见食毛蚶高峰日期分别为 12 月 20 日、25 日和 1 月 1 日,与甲肝暴发流行的 3 个高峰日,即 1 月 20 日、1 月 25 日和 2 月 1 日,正好间隔一个甲肝常见潜伏期。

甲肝罹患率的高低与食毛蚶量的关系见表 12-1。

表 12-1 食毛蚶量与甲型肝炎发病关系

食毛蚶量(只)	调查人数	病例数	罹患率(‰)	RR
0	1094	7		
1~	150	9		
10~	258	43		
30~	147	36		
合计	1649	95		

甲肝罹患率还与食用毛蚶的不同方式有关,见表 12-2。

表 12-2　食毛蚶的不同方式与甲肝发病的关系

方式	调查人数	病例数	罹患率(‰)	RR
不食	1 094	7		
煮食	62	4		
泡食	482	80		
腌食	11	4		
合计	1 649	95		

【思考题】

(7) 完成表 12-1、表 12-2 罹患率和 *RR* 值的计算?

(8) 根据以上调查分析结果,能否确认本次甲肝暴发流行的主要原因?

(9) 还需要进行哪些方面的调查工作?

资料 4　甲肝病人食用的毛蚶来源于启东吕泗港,自 1987 年 12 月 9 日至 1988 年 1 月 3 日,从水产批发部集体采购共计四批,总量为 34 127kg,以 1 月初批量最多。自 1987 年 12 月中旬,个体户的毛蚶大量流入市场。1988 年 1 月 4 日起市政府下令禁止采购和销售毛蚶。

病原学检查结果表明:甲肝流行期间从毛蚶产地采集的毛蚶检测到 HAV,此结果证明产地毛蚶已受到甲肝病毒污染,而不是在运输过程中污染。

1987 年是江苏启东县肝炎流行年,发病率为 16.12‰,至 1988 年 3 月 10 日止,该县共发病 5 542 例,是江苏省发病率最高的县。当地居民的粪便未经粪便无害化处理,厕所条件差,可能粪便直接入水,运河上大量船只也可直接使粪便入水或渔民排便入水等造成污染。

【思考题】

(10) 从这次甲肝暴发流行中应该总结哪些教训?

(11) 今后如何防止类似事件的发生?

(齐亚莉　李　岩　胡志红)

实习 13　消毒技术与效果评价

【实验目的】

（1）掌握常用的消毒学术语、消毒方法。

（2）掌握常见传染病的疫源地消毒技术。

【实习要点】

（1）消毒、灭菌、疫源地随时消毒和终末消毒等基本概念。

（2）含氯消毒剂的种类和使用方法。

（3）传染病疫源地的消毒方法。

一、基 础 练 习

练习 13-1

2006 年 3 月至 4 月，部分病人在使用安徽华源药业生产的克林霉素磷酸酯葡萄糖注射液（商品名“欣弗”）后，出现胸闷、腹泻、过敏性休克等严重不良症状。事件波及全国十多个省份，造成近百人不良反应，并导致 11 人死亡。经国家药监部门调查，华源药业在生产“欣弗”过程中，未按批准的工艺参数灭菌，影响了灭菌效果。批准的灭菌程序为 105℃ 30 分钟，实际的灭菌程序：101～104℃，1～4 分钟。

1998 年 4 月至 5 月，深圳市妇儿医院发生了严重的医院感染暴发事件，在该院接受手术的 292 例病人中，共发生术后伤口感染 158 例，切口感染率为 54.11%。通过对手术过程各个环节的深入调查后证实，直接感染源为手术所使用的刀片和剪刀，而浸泡刀片和剪刀所使用的消毒灭菌剂因配置错误、使用不当，以及消毒剂本身浓度和产品说明存在的问题而导致手术所用器械未达到灭菌效果。

【思考题】

（1）什么叫消毒？

（2）什么叫灭菌？

（3）请列出微生物对消毒因子的敏感性从高到低的顺序。

练习 13-2

消毒可分为物理消毒法、化学消毒法和生物消毒法三种。利用物理因子作用于病原微生物，将之杀灭或者清除，叫物理消毒法。利用化学消毒剂杀灭病原微生物的方法叫化学消毒法。伴随生物技术的快速发展，人们找到不少种类的生物消毒剂，如噬菌体、质粒类、酶类和植物类等，并制成使用剂型，这种利用一些生物消毒剂来杀灭或清除病原微生物的方法叫生物消毒法。

根据消毒因子的适当剂量（浓度）或强度和作用时间对微生物的杀灭能力，可将其分为四个作用水平的消毒方法。

1. 灭菌　灭菌可杀灭一切微生物(包括细菌芽孢)达到灭菌保证水平的方法。属于此类的方法有:热力灭菌、电离辐射灭菌、微波灭菌、等离子体灭菌等物理灭菌方法,以及用甲醛、戊二醛、环氧乙烷、过氧乙酸、过氧化氢等消毒剂进行灭菌的方法。

2. 高水平消毒法　高水平消毒法可以杀灭各种微生物,对细菌芽孢杀灭达到消毒效果的方法。这类消毒方法应能杀灭一切细菌繁殖体(包括结核分枝杆菌)、病毒、真菌及其孢子和绝大多数细菌芽孢。属于此类的方法有:热力、电力辐射、微波和紫外线等以及用含氯、二氧化氯、过氧乙酸、过氧化氢、含溴消毒剂、臭氧、二溴海因等甲基乙内酰脲类化合物和一些复配的消毒剂等消毒因子进行消毒的方法。

3. 中水平消毒法　中水平消毒法是可以杀灭和去除细菌芽孢以外的各种病原微生物的消毒方法,包括超声波、碘类消毒剂(碘伏、碘酊等)、醇类、醇类和氯已定的复方,醇类和季铵盐(包括双链季铵盐)类化合物的复方、酚类等消毒剂进行消毒的方法。

4. 低水平消毒法　低水平消毒法只能杀灭细菌繁殖体(分枝杆菌除外)和亲脂病毒的化学消毒剂和通风换气、冲洗等机械除菌法,如单链季铵盐类消毒剂(苯扎溴铵等)、双胍类消毒剂如氯已定、植物类消毒剂和汞、银、铜等金属离子消毒剂等进行消毒的方法。

【思考题】

(1) 列举几种常用的物理消毒法。

(2) 列举几种常用的化学消毒剂。

(3) 什么叫高效消毒剂、中效消毒剂和低效消毒剂?

(4) 分别列举常用的高效消毒剂、中效消毒剂和低效消毒剂。

练习 13-3

在所有的消毒和灭菌方法中,热力消毒是一种应用最早、效果最可靠、使用最广泛的方法,可以杀灭一切微生物,包括细菌繁殖体、真菌、病毒和芽孢。热力灭菌法包括干热灭菌与湿热灭菌。干热灭菌可使菌体蛋白质变性及电解质浓缩。湿热灭菌可使菌体蛋白质变性,核酸降解及损伤细菌的细胞膜。湿热灭菌的优越性有穿透力强、菌体吸收水分易变性凝固及蒸汽有潜在热能。

1. 常用的干热灭菌法　主要有焚烧法、烧灼法和干烤法三种。

(1) 焚烧法:是一种较彻底的灭菌方法,在焚烧炉内焚烧尸体及废弃物,可杀灭细菌芽孢。

(2) 烧灼法:为直接用火焰灭菌,例如在微生物实验室内,利用火焰对接种环、试管口等灭菌。

(3) 干烤法:为利用烤箱加热至 160~170℃,2 小时,适用于耐高温的玻璃、陶瓷或金属器皿的灭菌。

2. 常用的湿热灭菌法　包括巴氏消毒法、煮沸法、加压蒸汽灭菌法等。

(1) 巴氏消毒法:加热 62℃ 30 分钟或 71. 1℃ 15~30 秒,不使蛋白质变性,但可杀灭常见致病菌,常用于牛奶和酒类的消毒。

(2) 煮沸法:在 1 个大气压下,将水煮沸(100℃)5~15 分钟,可杀灭细菌繁殖体,如加入 2%碳酸钠,可提高沸点至 105℃并可防锈,常用于餐具及一些医疗器皿的消毒。

(3) 加压蒸汽灭菌法：应用高压蒸汽灭菌器，加压至 1.05kg/cm^2 即温度达 121.3℃ 15～20 分钟，可杀灭细菌芽孢和各类微生物，常用于培养基、葡萄糖盐水输液、手术敷料及各种耐高温湿物品的灭菌。

【思考题】

(1) 医疗卫生机构常用的压力蒸汽灭菌器有哪几种？

(2) 压力蒸汽灭菌器的灭菌效果监测有哪几种方法？

练习 13-4

消毒使用的紫外线是 C 波紫外线，其波长范围是 200～275nm，杀菌作用最强的波段是 250～270nm，消毒用的紫外线光源必须能够产生辐照值达到国家标准的杀菌紫外线灯。目前我国使用的紫外线消毒灯有如下。

1. 普通直管热阴极低压汞紫外线消毒灯 灯管采用石英玻璃或其他对紫外线透过率高的玻璃制成，功率为 40W、30W、20W、15W 等。要求出厂新灯辐射 253.7nm 紫外线的强度(在距离 1 米处测定，不加反光罩)为：功率 >30W 灯，≥90μW/cm^2；功率 >20W 灯，≥60μW/cm^2；功率 15W 灯，≥20μW/cm^2。由于这种灯在辐射 253.7nm 紫外线的同时，也辐射一部分 184.9nm 紫外线，故可产生臭氧。

2. 高强度紫外线消毒灯 要求辐射 253.7nm 紫外线的强度(在灯管中心垂直距离 1 米处测定)为：功率 30W 灯，>170μW/cm^2；11W 灯，>40μW/cm^2。

3. 低臭氧紫外线消毒灯 它也是热阴极低压汞灯，可为直管型或 H 型，由于采用了特殊工艺和灯管材料，故臭氧产量很低，要求臭氧产量<1mg/小时。

4. 高臭氧紫外线消毒灯 由于采取了特殊工艺，这种灯产生较大比例的波长 184.9nm 的紫外线，故臭氧产量较大。

对紫外线灯的强度进行测定是医院消毒效果监测的一项重要内容。在使用紫外线辐照计或者紫外线强度照射指示卡测定时，需注意：电压 220V±5V，温度 20～25℃，相对湿度<60%，紫外线辐照计必须在计量部门检定的有效期内使用；指示卡应获得卫生许可批件，并在有效期内使用。

【思考题】

(1) 紫外线灯消毒适用哪些范围？

(2) 怎样使用紫外线辐照计测定紫外线强度？

(3) 怎样使用紫外线强度照射指示卡测定紫外线强度？

(4) 紫外线灯管辐照度值测定结果怎样判定？

练习 13-5

含氯消毒剂是指溶于水后产生具有杀灭微生物活性的次氯酸的消毒剂，其有效成分常以有效氯表示。含氯消毒剂在水中产生的次氯酸，对微生物具有氧化作用、氯化作用和新生氧的作用，从而达到消毒的目的。含氯消毒剂是一种古老的消毒剂，由于它是广谱杀菌剂，又具有作用迅速、价格低廉等优点，因此使用极其广泛，常用于空气、物品表面、餐具、饮用水、污水、排泄物、垃圾等的消毒。

含氯消毒剂包括无机化合物和有机化合物两大类。无机化合物以次氯酸盐类为主，作用较快，但不稳定，在受光、热和潮湿的影响后，会丧失其有效成分；有机氯化合物则相对稳定，但作用较慢；溶于水之后均不稳定。常用的含氯消毒剂有：①液氯，含氯量>99.5%（*W/W*）；②漂白粉，含有效氯 25%（*W/W*）；③漂白粉精，含有效氯 80%（*W/W*）；④三合二，含有效氯 56%（*W/W*）；⑤次氯酸钠，工业制备的含有效氯 10%（*W/W*）；⑥二氯异氰尿酸钠，含有效氯 60%（*W/W*）；⑦三氯异氰尿酸，含有效氯 85%~90%（*W/W*）；⑧氯化磷酸三钠，含有效氯 2.6%（*W/W*）。

高浓度含氯消毒剂对人的呼吸道黏膜和皮肤有明显的刺激作用，可使人流泪、咳嗽，并刺激皮肤和黏膜，严重者可使人产生氯气中毒。急性中毒者出现躁动、恶心、呕吐、呼吸困难等症状，甚至窒息而死。消毒粉或溶液溅入眼内可烧伤眼睛。含氯消毒剂对金属物品和天然纤维纺织品具有腐蚀作用，对颜料有漂白作用，大量使用还会污染环境，所以消毒纺织品、金属制品时，使用浓度不宜过高，作用时间不宜过长，消毒后应尽快用清水将残留药物冲洗干净。含氯消毒剂的残留物三氯甲烷等对人体有害。

含氯消毒剂的使用方法如下。

1. 消毒液配制 根据有效氯含量，用蒸馏水将含氯消毒剂配制成所需浓度溶液。

2. 使用方法 常用的消毒方法有浸泡、擦拭、喷洒与干粉消毒等方法。

（1）浸泡法：将待消毒的物品放入装有含氯消毒剂溶液的容器中，加盖。对细菌繁殖体污染的物品的消毒，用含有效氯 500mg/L 的消毒液浸泡 10 分钟以上；对经血传播病原体、分枝杆菌和细菌芽孢污染物品的消毒，用含有效氯 2000~5000mg/L 消毒液浸泡 30 分钟以上。

（2）擦拭法：对大件物品或其他不能用浸泡法消毒的物品用擦拭法消毒。消毒所有药物浓度和作用时间参见浸泡法。

（3）喷洒法：对一般污染的物品表面，用 1000mg/L 的消毒液均匀喷洒，作用 30 分钟以上；对经血传播病原体、结核杆菌等污染表面的消毒，用含有效氯 2000mg/L 的消毒液均匀喷洒，作用 60 分钟以上。喷洒后有强烈的刺激性气味，人员应离开现场。

（4）干粉消毒法：对排泄物的消毒，用含氯消毒剂干粉加入排泄物中，使含有效氯 10 000mg/L，略加搅拌后，作用 2~6 小时，对医院污水的消毒，用干粉按有效氯 50mg/L 用量加入污水中，并搅拌均匀，作用 2 小时后排放。

【思考题】

（1）什么叫有效氯？

（2）影响含氯消毒剂消毒效果的主要因素有哪些？

（3）使用含氯消毒剂的注意事项有哪些？

二、实 践 案 例

案例 13-1 霍乱的疫源地消毒

1. 概述 霍乱是由霍乱弧菌引起的烈性肠道传染病，多见于夏、秋季。流行时有大量健康带菌者，病人与带菌者均为霍乱的传染源，一经发现即应对其疫源地进行消毒处理。霍乱可通过水、食物、苍蝇等传播，人群普遍易感。霍乱弧菌现有古典生物型、埃尔托生物型和 O139 弧菌。霍乱的三型病原菌对常用消毒剂及各种物理消毒方法均敏感，但在碱性环境中生长良好。

2. 组织工作 霍乱暴发后,要做好消毒杀虫组织工作。要有专人负责消毒剂的集中供应、配制和分发工作,做好消毒常识宣传,组织群众实施消毒措施,并具体指导其正确使用。执行疫点消毒人员做好个人防护,即穿戴隔离服和防护服、预防性用药等。

(1) 消杀工具:喷雾器(背负式喷雾器、气溶胶喷雾器、机动喷雾器)、配药桶(10L)、刻度量杯(筒)、称量器材、余氯盒等。

(2) 消毒药品:常用消毒剂有含氯消毒剂、过氧乙酸或碘伏等消毒剂等。常用杀虫剂包括有机磷类、氨基甲酸酯类、拟除虫菊酯类、室内和外环境用药;鼠药有慢性抗凝血灭鼠剂。

(3) 防护用品:防护口罩、防护眼镜、手套、鞋套、长筒胶鞋、医用工作服、医用工作帽等。

3. 消毒 肠道传染病暴发后要特别重视餐具、食物、饮水、居住环境和手的消毒及污物处理。在消毒方法和消毒剂的选择方面,要求消毒效果好、简便安全易行,价格便宜,便于运输,供应充足。

(1) 疫点的随时消毒:消毒人员接到病人诊断与消毒通知后,应立即派人到疫点指导随时消毒,必要时提供所需消毒剂与器械。在病人家应由专业人员指导,随时消毒可由病人的陪伴或病人所在单位派人进行,交给病人家使用的消毒剂,应标明名称和使用方法。在医院中随时消毒由医院安排专职人员进行,亦可请专业消毒机构服务。

对病人应根据病情做到"三分开"与"六消毒"。病人的陪伴和护理人员,除做好病人的随时消毒外,应做好本人的卫生防护。特别在护理病人后,应消毒双手。消毒指导人员与负责随时消毒人员,应共同填写疫点消毒工作记录,及时上报,必要时采样进行消毒效果评价。

(2) 疫点的终末消毒

1) 进入疫点时,应先消毒有关通道。

2) 测量污染范围内需消毒的面积,以及需消毒的污水量。

3) 消毒前应关闭门窗,将水缸盖好,将未被污染的贵重衣物、饮食类物品、名贵字画及陈列物品收藏好。

4) 在关闭门窗前,应先于室内灭蝇灭蟑,然后再进行消毒。

5) 消毒室内地面、墙壁、家具和陈设物品时,应按照先上后下、先左后右,依次进行。

6) 病人用过的餐(饮)具,病人污染的衣物及接触的物品若不能集中在消毒站消毒时,可在疫点进行煮沸或浸泡消毒。作浸泡消毒时,必须使消毒液浸透被消毒物品。作擦拭消毒时,必须反复擦拭2~3次,并使被擦拭物品表面保持湿润。

7) 对污染重、经济价值不大的物品,如废弃物等,征得病人家同意后进行焚烧。

8) 室内消毒后,对厕所、垃圾、下水道口、自来水龙头或饮用水井等进行消毒。

9) 疫点消毒工作完毕后,将所用消毒工具表面以消毒剂进行擦拭消毒。对消毒人员的衣物、胶靴喷洒消毒后再脱下,衣服脱下,将污染面向内卷在一起,放在布袋中带回消毒。

10) 填写疫点终末消毒工作记录。

11) 离开病人家前,告诉病人家开窗通风,擦拭打扫。

(3) 对各种污染对象的常用消毒方法

1) 地面、墙壁、门窗:用含有效氯1 000~2 000mg/L的消毒液、含过氧乙酸0.2%~0.5%溶液喷雾。泥土墙吸液量为150~300ml/m^2,水泥墙、木板墙、石灰墙为50~100ml/m^2。对上述各种墙壁的喷洒消毒剂溶液以湿润而不流淌为宜。地面消毒先由外向内喷雾一次,喷药量为 200~300ml/m²,待室内消毒完毕后,再由内向外重复喷雾一次,以上消毒处理,作用时间应不少于 60 分钟。

2) 衣服、被褥:耐热、耐湿的纺织品可煮沸消毒 30 分钟,或用流通蒸汽消毒 30 分钟,或用含有效氯 250~500mg/L 的消毒液浸泡 30 分钟。不耐热的毛衣、毛毯、被褥、化纤尼龙制品,可采取过氧乙酸熏蒸消毒。消毒时将欲消毒衣物悬挂室内(勿堆集一处),密闭门窗,糊好缝隙,每立方米用 15%过氧乙酸 7ml(1g/m³),放置瓷或玻璃容器中,加热熏蒸 1~2 小时。

3) 病人排泄物和呕吐物:在病人家或医院,对于严重的肠道传染病病人,应做到大便先入便器,以便进行消毒处理后再入便池。稀薄的排泄物或呕吐物,每 1 000ml 可加漂白粉 50g 或含有效氯 20 000mg/L 的消毒液 2 000ml,搅匀放置 2 小时。无粪的尿液每 1 000ml 加入干漂白粉 5g 或次氯酸钙 1. 5g 或含有效氯 10 000mg/L 的消毒液 100ml 混匀放置 2 小时。成形粪便不能用干漂白粉消毒,可用 20% 漂白粉乳剂(含有效氯 5%),或 50 000mg/L 有效氯含氯消毒剂溶液 2 份加于 1 份粪便中,混匀后,作用 2 小时。

4) 餐(饮)具:首选煮沸消毒 15~30 分钟,或流通蒸汽消毒 30 分钟,也可用含有效氯 250~500mg/L 消毒液或 0. 2%~0. 5%过氧乙酸溶液浸泡 30 分钟后,再用清水洗净,也可用其他餐(饮)具消毒作用的消毒剂按说明书的方法消毒。

5) 食物:瓜果、蔬菜类可用含有效氯 500~1 000mg/L 的消毒液浸泡 30 分钟,或含过氧乙酸 0. 2%~0. 5%溶液浸泡 15~30 分钟,消毒后用清水冲洗干净后再用。病人的剩余饭菜不可再食用,煮沸 30 分钟,或用 20% 漂白粉乳剂、含有效氯 50 000mg/L 的消毒液浸泡消毒 2 小时后弃之,也可焚烧处理,但液体或半固体食品不可直接焚烧。

6) 盛排泄物或呕吐物的容器:可用 2% 漂白粉澄清液,或含有效氯 5 000mg/L 的消毒液,或含过氧乙酸 0. 5%溶液浸泡 30~60 分钟,浸泡时,消毒液要漫过容器。

7) 家用物品、家具、玩具:可用含有效氯 1 000mg/L 的消毒液或含 0. 2%~0. 5%过氧乙酸溶液浸泡喷洒或擦洗消毒,布制玩具尽量作焚烧处理。

8) 纸张、书报:可采用每立方米以 15%过氧乙酸 7ml(1g/m³)放置瓷或玻璃容器中加热熏蒸 1 小时或放置于环氧乙烷消毒柜内在 54℃,80%湿度下,以 800mg/L 熏蒸 4~6 小时,无应用价值的纸张、书报作焚烧处理。

9) 手与皮肤:用 75%乙醇溶液、0. 5% 碘伏溶液或 0. 5%氯己定-乙醇溶液涂擦,作用1~3 分钟,也可用 0. 1%苯扎溴铵溶液浸泡 1~3 分钟。必要时用 0. 2% 过氧乙酸溶液浸泡,或用 0. 2%过氧乙酸棉球、纱布块擦拭。

10) 霍乱病人的尸体:用 0. 5% 过氧乙酸溶液或 5 000mg/L 的有效氯溶液浸湿的棉球或纱布堵塞人体孔道后,再用相同浓度消毒液浸湿的布单严密包裹后尽快火化。

11) 运输工具:车、船内外表面,可用含有效氯 5 000~10 000mg/L 消毒液或 0. 2%~0. 5%过氧乙酸溶液喷洒至表面湿润,作用 60 分钟,或密闭空间每立方米用 15%过氧乙酸溶液 7ml(1g/m³)加热熏蒸消毒 2 小时。

12) 厕所:厕所的四壁和地面应定期进行消毒。粪坑内的粪便可按粪便量的 1/10 加漂白粉,或加其他含氯消毒剂干粉或溶液(使有效氯作用浓度为 20 000mg/L),搅匀作用 12~24 小时。

13) 垃圾:可燃物质尽量焚烧,不可焚烧的喷洒含有效氯 10 000mg/L 消毒液,喷洒时垃圾不可堆集,并使消毒区域保持湿润,作用 60 分钟以上,消毒后深埋。

14）污水消毒：疫点内的生活污水，应尽量集中在缸、桶中进行消毒。每 10 L 污水加入含有效氯 10 000mg/L 消毒溶液 10ml，或加漂白粉 4g。混匀后作用 1.5～2 小时，余氯为4～6mg/L 时即可排放。

对疫区内污染的生活污水，可使用含氯消毒剂进行消毒。消毒静止的污水水体时，应先测定污水的容量，按含有效氯 80～100mg/L 的量将消毒剂投入污水中。搅拌均匀，作用 1～1.5 小时。检查余氯在 4～6mg/L 时，即可排放。对流动污水的水体，应作分期截流。在截流后，测污水容量，再按消毒静止污水水体的方法和要求进行消毒与检测。符合要求后放流，再引入并截流新来的污水，如此分期依次进行消毒处理。

（4）疫区饮用水的消毒与管理：对疫区集中式给水的自来水厂加强管理，确保供水安全，同时亦应重视对分散式用水的管理与消毒。对于井水可用直接投加漂白粉消毒法，即将所需量漂白粉放入碗中，加少许冷水调成糊状，再加适量的水，静置 10 分钟。将上清液倒入井水中，用取水桶上下震荡数次，30 分钟后即可使用。一般要求余氯量为 0.5mg/L。井水消毒，一般每天 2～3 次，所需用漂白粉量应根据井水量、规定加氯量与漂白粉含有效氯量进行计算，也可使用有含氯泡腾片或其他可用于疫源地水消毒的消毒剂按使用说明书要求投药消毒。

$$\text{圆井水量}=[\text{水面直径(m)}]^2\times0.8\times\text{水深(m)}$$

$$\text{方井水量}=\text{边长(m)}\times\text{边宽(m)}\times\text{水深(m)}$$

持续加漂白粉法：为减少对井水频繁进行加氯消毒，并持续保持一定的余氯，可用持续消毒法。持续法常用的工具有竹筒、无毒塑料袋、陶瓷罐或井水持续消毒器，可因地制宜选用。方法是在容器上面或旁边钻 4～6 个小孔，孔的直径为 0.2～0.5cm。根据水量和水质情况加入漂白粉或漂精片。一般竹筒装漂白粉 250～300g，塑料袋装 250～500g。将加漂白粉或漂精片的容器口塞住或扎紧，放入井内用浮筒悬在水中，利用取水时的振荡，使容器中的氯慢慢从小孔放出，以保持井水中一定的余氯量。一次加药后可持续消毒 1 周左右。采用本法消毒，应有专人负责定期投加药物，测定水中余氯。

对分散式供水，可使用含氯消毒剂消毒，一般消毒剂用量为含有效氯 4～8mg/L，作用 30 分钟。消毒后测定余氯，在 0.5mg/L 以上即可饮用。

【思考题】

（1）传染病疫源地消毒有哪些时限要求？

（2）“三分开”和“六消毒”具体有哪些内容？

（3）疫源地消毒和预防性消毒的定义。

（4）疫点随时消毒和终末消毒的定义。

（5）某一圆井直径 0.8m，水深 2.5m，消毒时规定加氯量为 2mg/L，所用漂白粉含 25% 有效氯，计算所需漂白粉量。

（6）什么叫疫源地？疫源地消灭的条件？

（倪进东　梁海荣）

实习 14　分子流行病学应用

【实习目的】

（1）掌握分子流行病学的概念、生物标志的概念。

（2）熟悉分子流行病学与传统流行病学的关系、分子流行病学的研究内容及研究方法、常见偏倚及质量控制。

（3）了解分子流行病学常用实验室检测技术。

【实习要点】

（1）分子流行病学是流行病学的一个研究领域，以流行病学现场研究为基础，应用分子生物学的基本理论和技术，通过相关生物标志的测量，从分子乃至基因水平揭示疾病或健康的影响因素、分布和流行规律，并研究如何防制疾病、促进健康的一门学科。

（2）分子流行病学的研究内容包括暴露测量、易感性测量及效应测量。

（3）分子流行病学的研究方法有巢式病例对照、病例-病例研究、病例-队列研究等。

（4）分子流行病学研究中常见的偏倚有样本采集偏倚、检测偏倚、混杂偏倚等。

（5）分子流行病学研究过程中应进行质量控制。

一、基 础 练 习

练习 14-1

肺炎链球菌（SPN）是呼吸道感染和全身侵袭性感染的主要病原菌，近年耐大环内酯类药肺炎链球菌（MRSP）、耐青霉素肺炎链球菌（PRSP）在世界范围内广泛传播，以亚洲国家和地区最为严重，且表现出对四环素、复方新诺明、氯霉素等抗菌药物多药耐药性。研究者收集 2006 年 7 月～2007 年 7 月间经当地三所医院临床分离的、非重复的肺炎链球菌 84 株进行耐药性监测，并对其中 29 株采用 BOX-PCR 技术进行基因分型研究，了解该地区 SPN 的基因分布特征和流行的主要基因型以及各基因菌株之间的亲缘关系。本研究以肺炎链球菌 ATCC 49619、金黄色葡萄球菌 ATCC 25923、大肠埃希菌 ATCC 25922 和肠球菌 ATCC 29219 作为参照。

1. 耐药性检测　菌种复苏后经菌落形态、奥普托欣试验敏感（5% CO_2 环境，抑菌圈 >14mm判为敏感）和胆汁溶菌试验等常规鉴定。检测前溶解后接种哥伦比亚血琼脂平板，37℃，5% CO_2条件下孵育 18～24 小时，细菌生长后单个菌落传代。按美国临床实验室标准化研究所（CLSI）2006 年标准，K-B 纸片扩散法测定 84 株肺炎链球菌对氯霉素（CHL）、四环素（TET）、复方新诺明（SXT）、红霉素（ERY）、克林霉素（CLI）、左氧氟沙星（LVX）和万古霉素（VAN）的耐药性。采用 Etest 法测定青霉素（PEN）、阿莫西林/克拉维酸（AMC）、头孢曲松（CRO）的 MIC 值。药敏试验结果见表 14-1。

表 14-1　84 株肺炎链球菌对抗菌药物的药敏率(%)及 MIC(μg/ml)

抗菌药物	敏感		中介		耐药		MIC
	株数	敏感率	株数	敏感率	株数	敏感率	
PEN	36	42.86	16	19.05	32	38.09	0.008~32
AMC	74	88.09	6	7.14	4	4.76	0.016~8
CRO	66	78.57	8	9.52	10	11.90	0.016~16
ERY	12	14.29	—	—	72	85.71	—
CHL	60	71.43	—	—	24	28.57	—
TET	5	5.95	5	5.95	74	88.09	—
SXT	30	35.71	3	3.57	51	60.71	—
CLI	17	20.24	—	—	67	79.76	—
VAN	84	100.00	—	—	—	—	—
LVX	70	83.33	3	3.57	11	13.09	—

2. BOX-PCR 基因分型　采用 CTAB 法提取肺炎链球菌染色体 DNA。25μl 反应体系：引物 1μl，模板 2μl，DEPC 水 9.5μl，mix12.5μl。反应条件为：94℃预变性 5 分钟，91℃变性 1 分钟，48℃复性 2 分钟，74℃延长 2 分钟，40 个循环后 74℃延长 5 分钟。取反应产物 10μl，加 2μl 溴酚蓝于 80V 电压 2%琼脂糖凝胶电泳 1.5 小时后，0.5μg/ml 溴化乙啶溶液染色成像，紫外线下照相。金黄色葡萄球菌 ATCC 25923、大肠埃希菌 ATCC 25922、肠球菌 ATCC 29212 作为参照。

扩增结果为 29 菌株分为 A、A1、A2、B、C、C1、D、D1、E、F、G、H、I、J、K、L、M、M1 和 N 等共 14 个型 19 个亚型。

【思考题】

(1) 上述研究设计与传统流行病学研究方法有何不同。

(2) CTAB 法提取菌体染色体 DNA，测其不同的基因型，这种测量结局有何特点。

(3) 研究中以 ATCC 49619、ATCC 25923、ATCC 25922 等作为参照，有何意义。

练习 14-2

我国每年约有 25 万新诊断的食管癌病例，占全世界食管癌病例数的一半。据全国肿瘤防治办公室 1990~1992 年资料显示：我国食管癌死亡率为男性 27.54/10 万，女性 14.05/10 万，居癌症死因第 4 位。我国大部分地区食管癌发病率均较低，但在河南、山西、河北三省交界的太行山南侧地区其发病率高达 100/10 万以上。此外，一些沿海地区如广东省汕头的食管癌发病率也较高。近年来低发区的食管癌发病率已显著下降，例如上海市食管癌死亡率 1998 年已比 1972 年降低了一半，然而高发区人群的食管癌死亡率仍然在高位徘徊。

研究发现，食品中和人体内合成的亚硝胺类致癌物与食管癌有密切关系。社会经济地位低的人群发生食管癌的风险高。在生活方式方面，吸烟已被确定可引起食管癌，特别是吸烟加过度饮酒可显著增加食管癌风险。此外，在高发区的研究还发现，膳食中缺少蔬菜水果、缺少微量营养素和生物活性物质，食用含有真菌毒素和其他致癌物的霉变食物和酸菜等也与食管癌风险增高相关。食管癌与某些营养素缺乏有关的假设已导致在河南省林县进行了大规模的干预实验。追踪5年的结果表明，添加营养素的干预实验并没有显著降低食管癌发病率和死亡率。

研究表明，叶酸缺乏与多种癌症相关，动物实验也证明叶酸缺乏可诱发肿瘤。叶酸的重要生物学功能是提供甲基基团，用于细胞DNA的甲基化和核苷酸从头合成。目前认为，叶酸缺乏可能通过扰乱正常DNA甲基化、DNA合成和DNA修复而致癌。叶酸需要代谢转化才能发挥其生物学作用，因此叶酸代谢障碍可能与叶酸摄入不足有相同的生物学后果。亚甲基四氢叶酸还原酶（methylentetrahydrofolate reductase，MTHFR）是催化叶酸生物转化形成甲基供体的关键酶。MTHFR基因有两个常见的单核苷酸多态即677C/T和1298A/C，这两个突变均导致MTHFR活性显著降低。因此，研究者设想在叶酸代谢通路中起关键作用的MTHFR基因功能性变异可能是食管癌的遗传易感因素，为此在北方地区进行了一个包括240例食管癌病人和360名正常对照的病例对照研究，分析MTHFR多态与食管癌风险的关系。

结果发现，携带677TT或1298CC基因型者发生食管癌的风险分别比携带677CC或1298AA者高6.18倍（95%CI：3.32～11.51）和4.43倍（95%CI：1.23～16.02），而且风险增加与677T等位基因数量呈剂量-效应关系（CT基因型的*OR*值为3.14，TT基因型的*OR*值为6.18）。677C/T和1298A/C多态有协同作用，携带677CT/1298AA基因型的*OR*值为2.30，而携带677CT/1298CC基因型的*OR*值增高到19.2。研究对象中没有677TT/1298CC基因型，年龄、性别和吸烟等潜在的食管癌危险因素对MTHFR基因多态相关的食管癌风险均无影响。

【思考题】

（1）食管癌发病率在小地理区域内有如此大的差异且随时间进展而变化对研究食管癌的危险因素方面有何意义。

（2）上述的研究能否证实食管癌的危险因素，阐述其原因。

（3）若要深入研究上述与食管癌风险增高相关膳食因素，如何改进研究设计方法？

（4）根据上述的研究结果，解释叶酸代谢基因多态与食管癌的关系。

（5）从分子遗传学角度解释本研究的学术价值。

（6）联系本研究设计阐述传统流行病学研究方法在分子流行病学研究中的作用。

练习14-3

β地中海贫血（β-地贫）是我国南方常见的常染色体隐性遗传性疾病，据统计，广东省β-地贫携带率为1.83%～3.36%。由于β-地贫具有高度的分子病理异质性，在中国人群中已发现有29种基因突变类型。在孕妇人群中进行初筛，对高危孕妇进行产前诊断，防止重症β-地贫患儿的出生，是应对β-地贫积极有效的方法。研究者以整群抽样的方法于2004年3月1日至2009年4月29日采集在佛山市某区计划生育服务站参加孕前优生健康检查的新婚育龄者外周静脉血样本共35 980例（男性17 857例、女性18 123例，年龄20～46岁），调查对象均为佛山市户籍人口。

以平均红细胞体积（MCV）为血液学表型初筛指标，采用日本Sysmex公司K4500型全自动血细胞分析仪进行检测。MCV<80fl为地贫阳性表型指征，根据血液学表型初筛结果分为两组，在表型阳性组和表型阴性组的人群中分别抽取部分对象进一步进行18种中国人常见及少见β-地贫基因型分析，并对所有确诊样品进行常见3种缺失型α-地贫基因分析（使用α-和β-地贫基因诊断试剂盒）。

在参加筛查的35 980人中,检出表型阳性4 803人,阳性检出率为13.4%。在表型阳性组(4 803人)中有3 003例做了基因分析,检出β-地贫783例(26.07%)。在表型阴性组(31 177人)中有1 749例做了基因分析,检出β-地贫5例(0.29%)。

共检出11种β-地贫基因突变类型,最常见的5种突变类型发生率依次为40.06%、21.68%、13.46%、10.54%和56%,占突变基因的90.3%,基因类型及频率分布情况见表14-2和表14-3。

表14-2 各地常见β-地贫突变基因频率比较(%)

突变类型	佛山	广东	全国
CD41-42(-TTCT)	40.06	47.04	41.64
IVS-Ⅱ-654(C→T)	21.68	22.67	21.76
-28(A→G)	13.46	8.92	8.03
CD17(A→T)	10.54	15.09	18.04
βE(GAG→AAG)	4.56	—	—
CD71-72(+A)	—	2.54	3.91
合计	90.30	96.08	93.33

表14-3 佛山市新婚育龄人群β-地贫基因突变类型及频率分布

突变类型	表型阳性组(n=4803)		表型阴性组(n=31177)		推算总体情况(n=35980)	
	检出例数	推算例数	检出例数	推算例数	例数	构成比(%)
CD41-42(-TTCT)	325	520	1	18	538	40.06
IVS-Ⅱ-654(C→T)	182	291	0	0	291	21.68
-28(A→G)	113	181	0	0	181	13.46
CD17(A→T)	66	106	2	36	142	10.54
βE(GAG→AAG)	27	43	1	18	61	4.56
CD43(G→T)	29	46	0	0	46	3.45
CD71-72(+A)	22	35	0	0	35	2.62
-29(A→G)	14	22	0	0	22	1.67
CAP+1(A→C)	0	0	1	18	18	1.34
IVS-Ⅰ-1(G→T)	3	5	0	0	5	0.36
CD14-15(+G)	2	3	0	0	3	0.24
合计	783	1252	5	90	1342	100.00

β-地贫复合α-地贫双重杂合子的检出率在确诊的788例β-地贫中,共检出常见3种缺失型α-地贫80例,以复合-^{SEA}/αα为主,见表14-4。

表14-4 β-地贫复合α-地贫双重杂合子的检出率(n=788)

基因型	例数	检出率(%)	构成比(%)
β-地贫复合-^{SEA}/αα	52	6.60	65.00
β-地贫复合-$\alpha^{3.7}$/αα	21	2.66	26.25
β-地贫复合-$\alpha^{4.3}$/αα	7	0.94	8.75
合计	80	10.20	100.00

【思考题】

(1) 推算本地区育龄人群中 β-地基因携带率。

(2) 本次 β-地贫基因携带率的调查与传统流行病学调查有何不同?

(3) 该研究所选指标在遗传性疾病中属于何种生物标志?

(4) 对研究结果作出适当解释。

(5) 分析该研究对预防 β-地贫疾病有何意义。

二、实 践 案 例

案例 14-1　分子流行病学调查在某流感暴发疫情控制中的应用

1. 背景　流行性感冒发生在学校的暴发疫情案例屡见报道,而发生在城市大型企业的报道较少。2007 年 5 月,深圳市某区某鞋厂发生一起大型流感暴发疫情,疫情持续时间长,患病人数达到 217 人。

2. 调查目的　采用分子流行病学分析疫情流行趋势,制定周密的防控部署,使疫情得到有效的控制。

3. 调查方法及诊断标准　采取暴发调查方法,对每一例流感样病例(ILI)进行个案调查。根据《全国流感/人禽流感监测实施方案(2005~2010 年)》ILI 定义为:出现发热(≥38℃),并伴有下列症状之一的:咽痛、头痛、咳嗽、流鼻涕、打喷嚏等。

【思考题】

(1) 对流感样病例进行个案调查时应注意哪些问题?

(2) 对流感样病例制定诊断标准有何作用?

提示:

(1) 结合传染病暴发调查的内容、调查步骤。

(2) 病例标准的制定参考暴发调查中病例的判定、指示性病例定义,并结合实例进行确定。

4. 实验室检测方法

(1) 采集病人咽拭子样本,采用胶体金法和荧光定量 RT-PCR 进行快速检测。

(2) 采用鸡胚和 MDCK 分离培养,采用常量半加敏抑制试验(HI)进行病毒鉴定。

(3) 采用血凝抑制试验(HI)检测 ILI 病人急性期和恢复期血清,血凝抑制效价≥1∶20 判定为阳性。

【思考题】

(3) 这种调查方法与传统的暴发调查有何不同。

提示:考虑分子流行病学的研究结局与传统流行病学的不同。

5. 结果

(1) 基本情况:该企业位于深圳市龙岗区某工业区,占地总面积达 210km^2。有 3 个分厂,8 栋生产楼,共 32 个车间,员工总数为 20 737 人,主要产品为各类运动鞋。车间工人密集,卫生环境、空气、通风良好。有 11 栋宿舍楼,共 2 206 间,宿舍卫生、通风良好。有 3 间饭堂,均办理卫生许可证,厨房工人达 120 人,持健康证上岗。整个工厂使用自来水,社康中心位于厂区中心位置，工厂外环境良好，未发现有禽类动物养殖场所。

（2）流行病学特征：截止2007年6月15日共搜索到217例ILI，罹患率为1.05%，以第二分厂发病罹患率最高，各分厂罹患率之间差异有统计学意义，见表14-5。

表14-5　该企业流感罹患率

单位	人数	发病例数	罹患率(%)
第二分厂	4704	85	1.81
第三分厂	3291	50	1.52
第一分厂	5328	51	0.96
其他	744	31	0.42
合计	20 737	217	1.05

注：$\chi^2=62.06$，$P<0.0001$。

首发病例（王某，女性，19岁，为一分厂二线工人）出现在5月22日，发热41℃，伴有咽痛、头痛、咳嗽、全身四肢酸痛等症状。根据流行病学调查，同宿舍和车间均无感冒病人。5月26日以后逐渐增多，5月31日～6月1日形成高峰，5月30日～6月3日5天发病数占总病例的52.07%，形成明显的暴发状态，6月4日以后缓慢下降，末例病人发生在6月15日。6月16日后，再未发生流感样病例。

三个分厂中第一分厂的发病未出现高峰，第二分厂在6月1日出现发病高峰达18例，第三分厂在5月31日和6月3日出现发病高峰，但峰值较第二分厂低，较第一分厂高。性别分布显示，男性罹患率（27/5 809）为0.46%，女性罹患率（190/14 928）为1.27%。男女罹患率差异有统计学意义（$\chi^2=20.74$，$P<0.0001$）。女性罹患率远高于男性。年龄分布以15～岁组、30～岁组和20岁～组罹患率比较高，分别为2.48%、1.85%和1.22%，见表14-6。

表14-6　该企业流感爆发疫情年龄分布

年龄(岁)	人数	发病例数	罹患率(%)
15～	1411	35	2.48
20～	8185	99	1.22
25～	9146	53	0.58
30～	1241	23	1.58
≥35	754	6	0.80
合计	20737	217	1.05

注：$\chi^2=5.71$，$P<0.0001$。

临床主要表现为发热、头疼、咽痛、头晕、流鼻涕、咳嗽、打喷嚏等。全厂发生的所有ILI都经社康中心医生诊断治疗，并接受观察。治疗方法以退热、抗病毒等对症处理为主，同时采取隔离、休息等措施。病程大多3～5天。无入院病例及重症病例，217例病例全部治愈，无死亡病例。

【思考题】

（4）简要解释这次流感样病例暴发的流行病学特征。

（5）流感样病例罹患率在男女性别间有统计学差异可能的原因。

提示：

(1) 描述疾病流行特征主要根据病例的三间分布分析。

(2) 考虑疫情发生单位(企业)的人口学特征的影响。

(3) 实验室检测结果：5 月 30 日下午采集 10 例 ILI 病人咽拭子样品，以胶体金法初筛，其中 5 例 A 型流感阳性。为进一步确认引起本次流感疫情的型别，6 月 1 日下午采集 17 例 ILI 病人咽拭子样品，以荧光定量 RT-PCR 检测，结果为 10 例 A 型流感病毒阳性。6 月 1 日同时采集现症病人急性期血清 17 份，经血凝抑制试验检测 H3 亚型流感抗体，抗体均为阴性。6 月 8 日采集 15 份咽拭子，进行荧光定量 RT-PCR 检测，15 份全部为 A 型流感病毒核酸阳性。6 月 20 日采集 15 份咽拭子样品进行鸡胚和 MDCK 分离培养，共分离出 2 株 H3N2 亚型流感病毒。7 月 3 日采集恢复期血清 12 份，经血凝抑制试验检测 H3 亚型流感抗体，急性期和恢复期血清(均来自同一病人)抗体滴度呈 4 倍以上增长者 9 份，见表 14-7。

表 14-7　不同采样时间 RT-PCR 检测阳性率

	第 2 周	第 3 周	第 5 周
检查数	17	15	15
阳性数	10	15	2
阳性率	58. 82	100	13. 33

【思考题】

(6) 在实验室检测过程中应如何进行质量控制。

(7) 实验室的检测结果对此次疫情的防控有何作用。

提示：

(1) 参考分子流行病学实验室检测质量控制。

(2) 从暴发调查追溯传染源及病原体角度阐述。

6. 控制措施　控制措施接到首次疫情报告后，疫情处理人员立即前往龙岗区某鞋厂进行调查，根据实验室监测结果，逐步制定和落实了以下控制措施：①所有现患病例在该厂的社康中心进行诊断治疗和医学观察；②建立病例搜索网络系统；③实行病例日报制度；④搜索现症病人并及时隔离治疗病人；⑤改善车间、宿舍、办公场所的通风条件，加强通风；⑥全面消毒；⑦预防服药与接种；⑧加大健康教育宣传力度；⑨门诊医护人员、就诊病人及时发放并佩戴口罩，防止发生医源性感染；⑩避免大型聚会及其他集体活动。

【思考题】

(8) 依据本资料，阐述分子流行病学在传染病暴发调查中的作用。

提示：从对分子流行病学的特征结合暴发调查的步骤阐述。

(王效军)

实习 15 预防接种与免疫规划

【实习目的】

（1）掌握免疫规划概念。

（2）熟悉免疫规划主要工作内容、程序。

【实习要点】

（1）免疫规划内容、第一类疫苗、第二类疫苗。

（2）免疫规划疫苗的免疫程序及影响免疫程序的因素。

（3）预防接种异常反应及控制措施。

（4）免疫规划质量管理、评价方法。

（5）免疫规划常规监测报告。

一、基 础 练 习

练习 15-1

王女士是乙肝病毒携带者，怀孕后一直担心胎儿健康，是否会被感染上乙肝病毒，去医院进行孕期检查时，咨询医生，医生告诉她，王女士 HBsAg(+)，胎儿存在宫内感染的可能，但建议在小孩出生后 24 小时内，首先给小孩接种高效价乙肝免疫球蛋白，同时接种乙肝疫苗，一个月后再接种一剂乙肝免疫球蛋白、乙肝疫苗，第三针乙肝疫苗在出生后第六个月接种。

相关资料知识：感染乙肝病毒的年龄是影响疾病转归的一个重要因素，其中围生期和婴幼儿时期感染 HBV 者中，分别有 90% 和 25%～30% 将发展成慢性感染。接种乙肝疫苗的主要目的是控制、降低人群乙肝表面抗原携带率。

【思考题】

（1）本题中涉及自动免疫和被动免疫两个概念，请解释这两个概念，并指出题中描述的哪种情形为自动免疫、哪种是被动免疫？

（2）乙肝疫苗接种程序，判断合格接种的标准。

（3）评价乙肝疫苗接种质量，除了疫苗合格接种率指标外，还有一个重要指标：首针及时接种率，请说明该指标的判断标准及强调乙肝疫苗首针及时接种的流行病学意义。

练习 15-2

某免疫规划接种门诊医务人员在对本辖区适龄儿童摸底登记的上门调查过程中，发现本辖区一出租屋居住一户外来务工家庭，丈夫在本地两企业上班，妻子现在在家照顾一刚出生 3 月余的男孩。询问得知，该儿童来本地居住有一个半月，并准备长期居住在本地，进一步询问该儿童在家乡（出生地）接种疫苗情况，儿童家长回答很不完全，且没有相关原始接种记录，只是回答在医院产房小孩刚出生时接种过一针疫苗，但接种的是哪种疫苗不清楚。来到本地，家长也知道小孩需要接种疫苗，但不知道当地是否给外地小孩接种疫苗，也不知道上哪里联系儿童接种疫苗事宜。医务人员告诉该儿童家长,该名儿童如果准备长期居住本地,可携带儿童相关出生资料,预防接种门诊给儿童办理流动人口儿童预防接种相关接种证,并在该接种门诊享受与本地户口儿童一样的免疫规划疫苗接种服务。

相关信息资料:我国目前免疫规划管理中,对非本地户籍儿童(一般 7 岁以内)但居住本地超过 3 个月儿童,应给该儿童建立临时预防接种证等文件资料;并由现居住地所在辖区免疫规划接种门诊负责该儿童免疫规划疫苗接种的预约、接种、登记、报告等服务。

《传染病防治法》规定,我国实行儿童预防接种证制度。儿童预防接种证是儿童疫苗接种情况的记录和证明文件,对查询儿童既往接种史,进行疾病诊断等具有辅助作用,儿童在入幼儿园和入学时,也需要检查该证。预防接种门诊保存的免疫接种卡、表(簿)是接种对象预防接种的记录凭证,也是分析评价工作现状提供基础资料。

新出生儿童建卡(表)、建证,城镇要在 1 个月内,农村在 2 个月内。预防接种证由家长保存,预防接种卡(表) 由基层接种单位保管。在儿童进行疫苗接种信息应同时记录在证、卡、表上,而且三者应保持一致,这也是免疫规划管理考核的一项重要内容。

【思考题】

(1) 作为该免疫规划接种门诊医生,该如何安排该儿童的疫苗接种?

(2) 在给该儿童进行进一步疫苗接种安排时需要考虑哪些问题?

(3) 试分析儿童预防接种证的作用意义,讨论在医院实施儿科病例就诊查验儿童预防接种证制度的意义。

练习 15-3

王宝宝出生 4 月余,已经接种过卡介苗一针、脊髓灰质炎糖丸疫苗两粒、百白破混合制剂一针,宝宝接种后未见异常反应,昨天接到预防接种门诊医生电话通知,告知:下星期二,王宝宝年龄满 5 个月龄,请家长带宝宝到接种门诊接种脊髓灰质炎糖丸疫苗和百白破混合制剂,并告知上述两种疫苗是国家免疫规划内容疫苗是免费接种的;另外,建议宝宝可以选择接种一种叫做 b 型流感嗜血杆菌的疫苗,但这是儿童家长自愿选择接种的疫苗,需要收取疫苗及接种费用。

相关信息资料:20 世纪 80 年代初,为响应 WHO 提出的扩大免疫规划项目(EPI),我国开始实施计划免疫,并逐步配置、完成了覆盖全国的疫苗冷链系统建设,保证了疫苗质量,随着疫苗接种率提高,相关疫苗针对性疾病发病率迅速下降,为我国加强疾病预防控制,特别是急性传染病的预防控制起到十分重要的作用。我国疾病预防控制系统现已停止使用计划免疫概念,开始使用免疫规划概念:免疫规划是指根据国家传染病防治规划,使用有效疫苗对易感人群进行预防接种所制定的规划、计划和策略, 按照国家或者省、自治区、直辖市确定的疫苗品种、免疫程序或者接种方案,在人群中有计划地进行预防接种,以预防和控制特定传染病的发生和流行,通过国家免疫规划的实施,提高群众健康水平和卫生文明水平。

我国 2005 年国务院颁布的《疫苗流通和预防接种管理条例》将疫苗分为两类,即:第一类疫苗是指政府免费向公民提供,公民应当依照政府的规定接受的疫苗,包括国家免疫规划确定的疫苗,省、自治区、直辖市人民政府在执行国家免疫规划时增加的疫苗,以及县级以上人民政府或者其卫生主管部门组织的应急接种或者群体性预防接种所使用的疫苗;第二类疫苗是指由公民自费并且自愿受种的其他疫苗。

接种第一类疫苗由政府承担费用,接种第二类疫苗由受种者或者其监护人承担费用。

本题中预防接种门诊向儿童家长建议使用的 b 型流感嗜血杆菌疫苗就是第二类疫苗，需要家长承担费用的。第一类疫苗除了群众熟知的儿童免疫规划疫苗外，还包括中央、地方政府为控制疫情时开展的应急或预防性接种的疫苗，如 2009 年为预防控制甲 H1N1 流感而实施的甲 H1N1 流感疫苗人群接种，由政府购买本属于第二类疫苗范围的流感疫苗。

【思考题】

(1) 我国现行免疫规划主要内容。

(2) 第一类疫苗与第二类疫苗的概念与区分。

(3) 什么是疫苗冷链系统？如何监控疫苗冷链系统运转质量？简要说明麻疹疫苗如何在冷链系统中运转的。

(4) 作为一名疾病预防控制机构工作人员，如何指导辖区居民进行第二类疫苗接种。

练习 15-4

我国原来的麻疹疫苗免疫程序起始月龄是满 8 个月开始接种第一针次，儿童 7 岁时加强接种一针次，每针次剂量为 0.25~0.5ml，后改加强接种时间为儿童满 4 岁，初次免疫及加强免疫剂量全国统一调整为 0.5ml；随着对麻疹流行病学及疫苗接种的研究，现认为麻疹疫苗成功接种一次即可以获得稳定的免疫能力，不需要进行加强接种，第二针次接种的主要目的是补漏（即给因为各种原因错过第一次接种机会或第一接种免疫失败儿童，增加一次接种机会），基于这样的理论认识，所以认为与其到 4 岁才进行补种，不如早点进行补种，所以我国现行免疫程序中，初免时间是儿童满 8 月龄，第二次接种时间为儿童出生 18~24 月龄。

近年来，国内外关于麻疹流行病学研究都有报道，1 岁以内新生儿发病率上升，出现既往罕见的 1 岁以下儿童麻疹发病高峰，低月龄（包括 6 月龄以内）婴幼儿发病也十分常见，过去一般认为 6 月龄以内新生儿机体内有胎传母亲机体抗体，不易感染麻疹等疾病。

有研究随机选择 58 名新生儿，分别于出生时、3 月龄、6 月龄采 2ml 静脉血，并在 6 月龄采血后，接种麻疹疫苗，1 月后再采 2ml 血样；同时，在该地区选择 60 名 8 月龄采 2ml 血样，接种麻疹疫苗，1 月后再采 2ml 血样，检测结果见表 15-1。

表 15-1　不同月龄婴儿麻疹抗体分布

婴儿月龄	检测人数	阳性人数	阳性率(%)	GMT
0	58	49	84.5	1 : 693
3	58	28	48.3	1 : 220
6	58	11	19.0	1 : 141
8	60	9	15.0	1 : 127

6 月龄婴儿麻疹疫苗免疫后抗体阳性率为 91.4%，GMT 为 1 : 1 571，免疫成功率为 84.5%；8 月龄婴儿麻疹疫苗免疫后抗体阳性率为 90%，GMT 为 1 : 1 925，免疫成功率为 85.0%。

【思考题】

(1) 麻疹疫苗是减毒活疫苗，一般来说接种减毒活疫苗，人体相对经历一次感染，获得的免疫能力相当也比较强、稳定，所以减毒活疫苗常接种一次就可以了，而灭活、成分疫苗需要反复接种以保证机体保持足够的免疫保护能力，我国免疫规划包含的疫苗中哪些是减毒疫苗？哪些是灭活疫苗？

(2) 制定疫苗接种起始年龄需要考虑哪些因素?

(3) 对题中婴儿麻疹抗体衰减及疫苗免疫情况的研究结果进行分析。

练习 15-5

在预防接种过程中,遇有副反应或事故,接种单位和人员必须在 6 小时内(农村在 12 小时内),向所在地卫生行政部门和疾病预防控制机构报告并及时处理。当地疾病预防控制机构接到报告后立即派员进行现场调查处理,必要时应请预防接种副反应和事故诊断鉴定小组确诊。预防接种引起的反应和事故每例(起)必须由县级疾病预防控制机构做个案调查,填写个案调查表和年度报表,调查和处理的结果要形成书面材料,逐级上报。

省、地和有技术条件的县都要建立由公共卫生医师、临床医师、检验师等有关人员组成的预防接种副反应和事故诊断鉴定小组,负责对疑似预防接种副反应或事故进行诊断。确属预防接种引起的副反应或事故,必须由当地或上一级鉴定小组确认。

【思考题】

(1) 疫苗接种异常反应概念。

(2) 什么是疫苗接种偶合事件?

(3) 为预防疫苗接种异常反应及接种事故的发生,在疫苗接种时应注意哪些事项?

练习 15-6

运城市位于山西省南部,1.4 万平方公里,总人口 495 万,其中农村人口占 71%,属温带大陆性气候。运城市 20 世纪 50~70 年代为流行性乙型脑炎(乙脑)的高发地区,该地区报告乙脑病例数占山西省总报告病例数的 21.7%~47.6%,其中 1964 年报告发病率达 8.9/10 万,20 世纪 80 年代开始,乙脑发病开始下降,2000~2005 年,年发病率都低于 1.2/10 万,但 2006 年 7 月份,运城市出现乙脑疫情反弹现象,7 月 11 日报告本次疫情的首发病例,在随后的一个半月时间内,陆续有乙脑病例报告,8 月上旬出现本次疫情发病高峰,至 8 月下旬,报告病例数减少。共报告乙脑病例 93 例,发病率为 1.87/10 万,运城市 2006 年乙脑病例的年龄别发病率明显分为<4 岁及≥30 岁两个高峰,顶峰分别为 3 岁、70 岁,发病率分别为 417/10 万、1514/10 万。分布与全国以 3 岁(发病率 5.7/10 万)儿童发病率高的单峰特征不同,且成人及老年人发病率高于小年龄组儿童发病率见图 15-1。

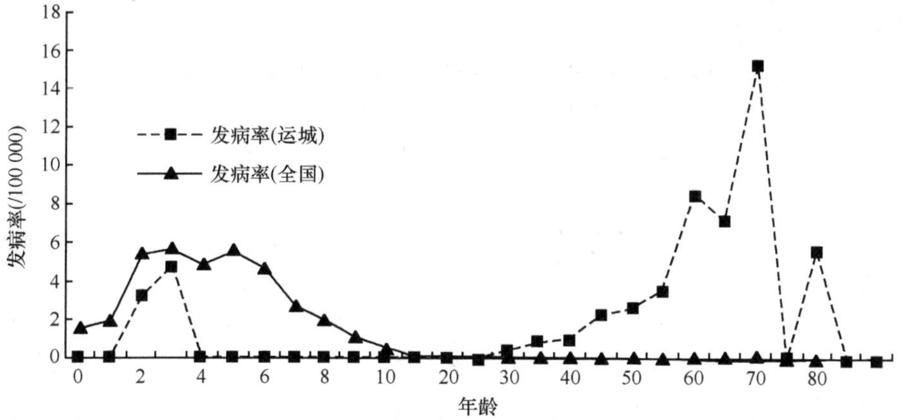

图 15-1 2006 年 7~8 月全国及运城市乙脑报告病例年龄别发病率

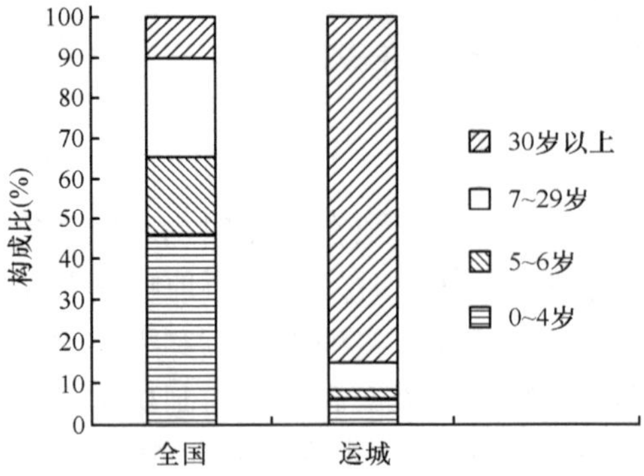

图 15-2 2006 年 7~8 月全国及运城市乙脑报告病例年龄构成

运城市 2006 年 7~8 月乙脑病例中，≥30 岁 79 例，占总病例数的 84.9%，明显高于全国成人乙脑病例构成比；≤6 岁 8 例，占总病例数的 8.6%，≤4 岁 6 例，占总病例数的 6.5%（图 15-2）。

【思考题】

（1）试分析 2006 年山西省运城市乙脑疫情特点，与既往乙脑流行特征的不同。

（2）什么是感染谱？乙脑感染后的临床表现特征如何？这样的感染谱特征对疫苗可预防疾病的影响？结合本题调查结果进行分析。

（3）本题中病例年龄分布变化，呈现典型的"疫苗后时期"特征，试分析可能的影响因素及发生机制。

二、实践案例

案例 15-1　常规免疫接种率监测报告

常规免疫接种率监测与报告是免疫规划工作的重要内容。1994 年，我国建立了常规免疫接种率报告系统，对于加强预防接种管理发挥了积极作用。1999 年，卫生部对常规免疫接种率报告系统进行修订，制订了《全国常规免疫接种率监测方案》，以完善常规接种率监测报告系统，加强预防接种信息的管理与利用。2003 年以来推行《中国免疫规划信息管理系统》，使常规免疫接种率报告质量、报告及时性、规范性有所提高。

2005 年，世界卫生组织（WHO）在分析我国常规免疫接种率监测报告系统和接种率报告数据的基础上，提出了针对我国常规免疫接种率的估算模型，并运用于全国和各省份常规免疫接种率的估算。

（1）如果报告应种人数≥统计局人口数，则认为估算接种率＝报告接种率。

（2）如果报告应种人数<统计局人口数，按照 WHO 提出的估算模型，估算各种疫苗常规免疫接种率的公式为

估算接种率（%）＝[（出生儿童数－报告应种儿童数）×校正系数＋报告受种儿童数]/出生儿童数

其中：出生人口数主要依据统计局公布出生儿童数，也可参考计划免疫出生儿童数、妇幼掌握出生儿童数、公安掌握出生儿童数、其他来源出生儿童数等，例如统计局出生儿童数采用本地区统计局正式公布之出生儿童数。如 2005 年儿童数需采用 2006 年本地统计局公布之出生数。

（3）校正系数：采用 0.5，即假设未掌握接种数据地区目标人群接种率为 50%。

某疫苗某剂次报告接种率＝该疫苗该剂次报告实种数/该疫苗该剂次报告应种人数

报告应种人数和报告接种人数均采用免疫规划接种率常规报告中年报表数据；如没有年报数据，应根据月或每次冷链运转报表汇总成年报数据。

(4) 估算接种率的取值：当估算接种率的值≤100%时，接受估算接种率；当估算接种率的值>100%时，估算接种率取报告接种率，即接受报告接种率。

国家 CDC 研究人员依据此估算模型，对 2005～2007 年我国常规免疫报告情况进行评估。

2005～2007 年以县为单位，每轮次常规免疫单位报告率，三年分别为 79.8%、92.3%和 92.0%。

2005～2007 年常规接种报告应接种人数在 1 230 万～1 406 万人，实种人数为 913 万～1 395万人；疫苗报告接种率为 89%～100%，乙肝疫苗首针及时接种率为 80%～91%。

2005～2007 年国家统计局公布全国出生人口数为 1 230 万～1 406 万人，根据国家统计局出生人口数据和 WHO 推荐估算公式，2005～2007 年我国相应疫苗估算接种率为 78%～94%，乙肝疫苗首针及时接种率为 71%～86%。

【思考题】

(1) 卫生部《预防接种工作规范》要求，每年常规免疫报告运转次数不得少于 6 次，请问什么是冷链？什么是冷链运转？冷链对疫苗接种的意义？

(2) 以统计局出生人口数估算应种儿童数，进一步估算接种率，有哪些优点和缺点？

(3) 作为基层接种门诊工作人员，如何统计疫苗接种实种数和应种数？

提示：

(1) 复习儿童免疫规划内容、免疫程序、疫苗合格、及时接种要求。

(2) 常规免疫接种率监测工作中，报告接种率是反映一个地区疫苗接种覆盖情况和接种工作质量的重要指标。能否准确掌握应种儿童数是计算该指标的关键数据，也是实际工作较难掌握的基础数据，为评价该指标及该监测系统质量，常借助其他系统数据对常规免疫接种率监测相应数据进行比照、评估。

相关基础知识：儿童出生后需要到当地接种门诊或疾病预防控制部门办理相应接种证明文件，包括儿童（家长）持有的预防接种证，接种门诊同步办理的预防接种记录卡、接种簿（在接种登记簿上登记该儿童信息），以后每次接种时同时在三个记录证明上记录接种信息，主要包括接种时间、接种疫苗剂型、剂量、接种人签名、接种异常反应发生情况等。

接种门诊统计接种数据主要依据接种记录卡或簿，一般开展常年门诊的接种单位，按月报告接种数据。部分农村按每年 6 次开展冷链运转的，在每次运转后，统计报告当次运转接种数据。我国现使用免疫规划疫苗接种情况监测报表参见表 15-2。

该报表报告时限：乡级防保组织每月 5 日前收集辖区内接种单位接种报表，汇总后上报县级疾控机构；县级疾控机构每月 10 日前将分乡的接种数据录入或导入《中国免疫规划监测信息管理系统》并上报；市级审核辖区数据；省级收集、汇总、审核辖区数据并报告中国疾控中心。

实际接种数比较容易统计，按照当月或本次冷链运转实际接种人，直接计数就可以得到相应疫苗不同剂次接种数据。

应种人数统计，需要安装疫苗免疫程序及儿童既往已经接种疫苗剂次情况推算，可以分成两种情况。

表 15-2 ____年____月国家免疫规划疫苗常规接种情况报表(各级通用)

单位名称:________________ 填表日期:________月________日 填表人:________________

疫苗/剂次		本地儿童		流动儿童	
		应种剂次数	实种剂次数	应种剂次数	实种剂次数
乙肝疫苗	1				
	及时	——		——	
	2				
	3				
卡介苗					
脊灰疫苗	1				
	2				
	3				
	4				
百白破疫苗	1				
	2				
	3				
	4				
白破疫苗					
麻风疫苗	1				
	2	——		——	
麻腮风疫苗	1	——		——	
	2				
麻腮疫苗	1	——		——	
	2	——		——	
麻疹疫苗	1	——		——	
	2	——		——	
A 群流脑疫苗	1				
	2				
A+C 群流脑疫苗	1				
	2				
乙脑减毒活疫苗	1				
	2				
乙脑灭活疫苗	1				
	2				
	3				
	4				
甲肝减毒活疫苗					
甲肝灭活疫苗	1	——		——	
	2				

(1) 基础免疫只有一针次的疫苗，如卡介苗、麻疹疫苗，根据国家规定免疫程序，卡介苗是儿童出生后即可以接种，所以只要该儿童既往没有接种卡介苗，该儿童就应统计在应种儿童数里，而且会重复统计，比如某儿童 1 月 1 日出生，在统计 1 月份卡介苗应种人数时，该儿童应计入应种数，为 1；如果当月该儿童未接种卡介苗，则在下月应种数中仍应计入 1 人，直到该儿童完成卡介苗接种。麻疹疫苗首针接种时间为儿童年龄满 8 各月，则该儿童到 8 月 1 日后就应统计入麻疹疫苗应种人数，即 8 月份的应种人数中计入 1 人，直到该儿童完成麻疹疫苗接种。

(2) 第二种情况是基础免疫需要接种多剂次的疫苗，如脊髓灰质炎糖丸、乙肝疫苗、百白破混合制剂等，基础免疫都是接种三次，首针的应种数统计如前面介绍的卡介苗和麻疹疫苗一样，根据各疫苗起始接种时间推算。第二、第三剂次疫苗的应种人数，则需要分别在第一、第二剂次疫苗接种完成后再统计，如脊髓灰质炎糖丸的接种程序为 2 月龄、3 月龄、4 月龄，但如果某儿童到了 3 月龄仍未服第一剂次糖丸，则在该月应统计入第一剂次应种人数，不能统计入第二剂次应种人数中。

【思考题】

(4) 免疫接种报表中，实种数是否会大于应种数？

(5) 百白破混合制剂的免疫程序为 3 月龄、4 月龄和 5 月龄。某接种门诊报告接种数据中，糖丸第二剂次应种人数是否可能大于百白破混合制剂第一剂次应种人数？为什么？

(6) 假设某地接种是常年门诊，即每周开诊不少于 2 次，免疫数据按月上报(次月 3 日前统计上报上月疫苗接种情况)。某儿童于当年 2 月 10 日出生，现在时间是 8 月 11 日，已经接种过卡介苗 1 次、乙肝疫苗 2 次、糖丸 2 次、百白破混合制剂 2 次。请问在统计 8 月份接种数据时，上文提到的 5 种疫苗的应种数中，哪些疫苗、第几剂次应该统计入该儿童？

提示：疫苗，特别是灭活疫苗，常需要进行多次接种以使机体产生足够的抗体，如脊髓灰质炎糖丸疫苗基础免疫程序为 2、3、4 月龄，第二剂次应种儿童必须是已经接种过第一剂次糖丸的儿童。

(倪进东)

参 考 文 献

陈国元，杨克敌．2005. 预防医学实验教程．北京:科学出版社

邓娟,周华东,李敬诚等．2006. 饮酒与老年性痴呆关系的前瞻性队列研究．中国现代医学杂志,16(17):2578-2585

董建,曹桂华,张起文等．2009. 分子流行病学调查在一起流感暴发疫情控制中的应用．中国热带医学,9(8):1596-1598

段广才．2004. 流行病学实习指导．北京:人民卫生出版社

傅华．2008. 预防医学．第5版．北京:人民卫生出版社

顾凯,史方,李新建等．2004. 上海市主要慢性病患病调查．中国慢性病预防与控制,12(3):112-115

胡晓彦,桂炳东,王伶等．2009. 肺炎链球菌耐药性与分子流行病学研究．中华医院感染学杂志, 19(4):380-383

荆庆,任玲君,王建峰等．2000. 国内外九种乙型肝炎基因工程疫苗的免疫效果研究．中华实验和临床病毒学杂志, 14(4):349-351

李立明．2008. 流行病学．第6版．北京:人民卫生出版社

林东昕．2003. 中国食管癌分子流行病学研究．中华流行病学杂志,24(10):939-943

刘爱民,赵金扣,武鸣等．2007. 江苏省大丰市胃癌危险因素病例对照研究．中国肿瘤, 16(3):152-154

刘弘,郭常义,高围溦等．2006. 2002年上海市居民营养与健康状况调查．环境与职业医学,23(6):457-465

刘慧琳,李光春,金东晖等．2005. 示范点社区慢病现况及主要危险因素分析．实用预防医学,12(6):1334-1336

陆召军,庄勋．2008. 流行病学．第3版．南京:东南大学出版社

申芫子,李哲刚,潘干华等．2010. 广东省佛山市育龄人群β地中海贫血的分子流行病学调查．中国计划生育杂志,3: 160-162

孙成斋．2008. 突发公共卫生事件应急处理实践．合肥:安徽人民出版社

汤后林,李华,于秀年等．2003. 芜湖市2001年居民法定传染病漏报调查与分析．安徽预防医学杂志,9(6):341-342

王陇德．2004. 现场流行病学理论与实践．北京:人民卫生出版社

叶冬青．2008. 流行病学实习指导．合肥:中国科学技术大学出版社

尹遵栋,梁晓峰,李艺星等．2007. 运城市2006年流行性乙型脑炎疫情调查分析．中国计划免疫,13(3):270-273

于普林,叶文,刘雪荣等．2003. 社区高血压患者自我管理的效果评估．中华流行病学杂志,24(9):790-793

张桂宁,张竺玮,徐爱强等．1990. 弓形体感染的病例对照研究．中国公共卫生,6(5):193-194

张文昌．2007. 预防医学基本技能训练实验教程．北京:人民卫生出版社

张雪,曹丽．2005. 人群接种流感裂解疫苗的安全性评价．现代预防医学,32(8):929-930

赵根明．2000. 流行病学实习指导．上海:复旦大学出版社

周建伟,沈洪兵．2004. 预防医学综合实验学．南京:东南大学出版社

周宜开．2006. 卫生检验检疫．北京:人民卫生出版社

左群，杨瑛．2005. 突发公共卫生事件防控与救助．北京:人民军医出版社

Brawman-Mintzer O, Lydiard RB, Emmanuel N, et al. 1993, Psychiatric comorbidity in patients with generalized anxiety disorder. Am J Psychiatry, 150 (8) :1216-1218